운기단법

가슴 답답한 현대인을 위한 호흡법 一指 이승헌

운기단법

한문화

〈운기단법〉은 저자가 단학 초창기인 1992년에 단학의 호흡법과 원리를 정리하여 집필한 책이다. 현재 '단학선원'은 '단월드'로 이름이 바뀌었지만 이 책에서는 당시 이름 그대로 표기했다.

머리말

21일 동안 모악산 토굴에서의 단식과 철야 정좌 공부를 통해 나는 천지기운과 천지마음이 모든 생명의 실체임을 깨닫게 되었습니다. 그 후 그러한 생명의 실체인 천지기운과 천지마음을 통해 우리 과거의 역대 조상들, 많은 성인들, 그리고 모든 우주의 원리와 법과 하나가 될 수 있는 하나의 기준점, 이것을 세상에 어떻게 알릴 것인가 하는 고민을 하게 되었습니다. 그리하여 나는 그 동안 많은 사람들에게 단학이라는 심신 수련법을 통해서 천지기운과 천지마음을 전하고 한문화 운동을 이 세상에 알렸습니다.

단학이라는 심신 수련법 안에는 너와 내가 하나 되고 사상과 사상이, 종교와 종교가, 민족과 민족이 하나 되고 더 나아가 인류가 하나 되어 새로운 문화권을 형성할 수 있는 원리가 있습니다. 천지기운을 깨치고 볼 때, 모든 종교의 핵심이 하나이고 모든 생명의 작용은 천지기운을 통해 일어나고 있다는 것을 알 수 있습니다. 천지기운의 실체는 바로 천지마음입니다. 이 천지마음을 예수님은 사랑이라 표현하셨고 부처님은 자비, 공자님은 인仁이라 하셨습니다.

그런데 그러한 세계를 어려운 문자나 철학이나 이론으로 설명한다는 것은 거의 불가능합니다. 그 동안 많은 성인들은 그러한 세계를 보고 경전화했고, 원리화했고, 이론화했습니다. 그러나 평범한 사람들이 팔만대장경을 다 읽을 수도 없고 성경을 통해서 그것을 바로 접할 수도 없습니다. 때문에 나는 이 시대에 어떻게 하면 이러한 것을 많은 사람들에게 알릴 수 있는가를 고민하게 되었습니다. 그래서 이 원리를 한계가 있을 수밖에 없는 문자와 언어로 표현하는 것보다 바른 진리와 접할 수 있는 감각 회복 운동으로 단학을 세상에 알리게 되었습니다.

나는 전국 선원을 순회 강연하면서 이론적인 원리가 아닌 감각 회복 운동으로써 단학을 알려 나가며 천지기운을 직접 전했습니다. 그 동안 천지기운을 통해 많은 사람들이 감각을 열어 한 기운으로 호흡하고 춤추고 운기運氣하며 서로의 동질성을 회복하는 모습을 보았습니다.

옛날에는 선도 공부를 하기가 무척 어려웠습니다. 스승을 만나기도 어려웠지만 만나더라도 그 공부 방법이 3년은 밥하고, 3년은 나무하고 그러고 나서 그냥 앉혀 놓고 스스로 느껴야 되는 공부였습니다. '느꼈느냐?'고 물어봐서 느끼지 못했으면 느낄 때까지 계속해서 시키는 식의 공부였습니다.

나는 어렵게 내려온 선도의 맥을 어떻게 하면 이 시대에 더 많은 사람들에게 알려줄 것인가 고민했습니다. 그동안 철학으로, 종교로, 교육으로만 추구해 왔던 인간성 회복을 감각 회복 운동을 통해서 더욱 실감나게 이루고자 많은 연구를 한 것입니다. 그리하여 새로운 문화 운동인 한문화 운동을 일으키게 되었습니다.

'한'의 큰 문화 운동을 일으켜 전국으로 확산시킬 때 이 민족의 정신문화는 세계정신의 지도국이 될 수 있는 기반을 다지게 될 것입니다. 이 한문화 운동을 전개하기 위해서 단학을 알리게 되었습니다. 많은 사람들이 종교에 지쳐 있고, 사상에 지쳐 있고, 이데올로기에 지쳐 있는 오늘날, 누구든지 접하기 쉬운 심신 수련 방법으로 육체의 건강에서 정신 건강, 나아가서는 영혼의 구원까지, 그리고 진정한 깨달음의 문화로 그 동안의 여러 가지 교육의 한계를 넘어설 수 있는 일을 하자는 뜻으로 단학의 보급은 시작된 것입니다.

나는 단학이 민족의 전통 선맥을 이었다는 데에만 긍지를 느끼는 것은 아닙니다. 그 이유는 오늘날의 여러 문제가 선맥만 바로잡는다고 해결될 수 있는 게 아니기 때문입니다. 선맥은 다시 한문화 운동으로 한 단계 도약해야 합니다. 단학은 선맥만을 이은 것이 아니라 한 차원 더 높은 도약으로 새로운 목표를 세워서 이 세상에 나와야 합니다.

내가 가지고 있는 세속의 지식은 한계가 있습니다. 그리고 그 지식을 통해서 내가 느낀 세계를 표현하는 것에도 한계가 있습니다. 내가 느낀 엄청난 세계를 내 짧은 지식으로 전하는 것에 그 동안 나는 많은 한계를 느꼈고 지금도 그와 같은 느낌을 갖고 있습니다.

우리나라의 선도 수련법인 지감, 조식, 금촉을 현대인들에게 이해시키고 알리기 위해서는 새로운 과학적인 이론이 뒷받침되어야 합니다. 그래서 나는 우리 선도 수련 방법을 바탕으로 서양의 정신과학을 받아들이게 되었습니다. 또한 나 자신이 기초 의학을 하였고 현대 과학을 공부한 사람이기에 과거의 전통에만 매달리지 않고 현실성 있고 합리적인 방법을 찾으려고 했습니다. 마인드 콘트롤, 요가, 또 기존의 여러 가지 호흡 방법들을 망라하여 연구하면서 어떻게 하면 조화를 잘 이룰 것인가를 궁리하고, 실제 수련을 통해 임상 실험도 했습니다. 약 5년 동안 이러한 연구 과정을 거쳐 만들어진 것이 단학입니다.

단학을 보급한 지 두 해째에 느낀 것이 있습니다. 그것은 체육관에서 도복을 입고 이렇게 전달하는 것도, 비록 수련법이 아무리 과학화되고 새로운 것이라 해도 한문화 운동의 차원에서 전국적으로 보급하기에는 너무나 미흡한 점이 많다는 것이었습니다. 그 때문에 나는 전국 순회강연을 결심하게 되었습니다. 수련의 기초가 3개월 내지 1년이 된 사람들만 들을 수 있는 강연이 아니라 기氣나 선도 단학을 처음 접하고 경험이 없는 사람에게도 기를 전해 주기 위해 전국을 다녔습니다. 손에 의식을 집중시켜 기를 느끼고 진동을 통해 그 사람들 내부에 잠자고 있던 감각이 열리게 했습니다. 내가 하는 강연은 수련, 강의, 노래가 모두 뒤범벅이 된 스타일입니다. 그 안에 음악도 있고, 춤도 있고, 철학도 있습니다. 이는 많은 사람들과 호흡을 같이 할 수 있게 해서 우선 천지기운을 알려주는 데 무척 효과적이었습니다.

그렇지만 많은 사람들을 동시에 지도하다 보니까 많은 어려움이 생겼습니다. 이러한 문제들을 해결하기 위해 쓴 것이 이 책입니다. 그 동안 심신 수련 단체들이 우후죽순처럼 일어났고 '단전호흡이 좋다'는 소문은 무성했지만 부작용은 제대로 알려지지 않고 바르게 점검되지도 않았습니다. 또 여러 단체에서 수련 교재를 만들어내다 보니 옥석玉石을 가리기가 어렵게 되었습니다. 그리고 아무 책이나 골라서 혼자 수련하다가 숨을 오래 참으면 공중에 뜨는 줄 알고 숨을 억지로 참다가 기가 역상해서 코피를 줄줄 흘리고 찾아온 사람도 있었으며, 또 임맥이 꽉 막혀서 얼굴이 누렇게 뜨고 아예 수련하기 전보다 더 어려운 상태에 처해서 찾아오는 사람도 많이 있었습니다. 이런 문제들을 해결하기 위해 이 책을 쓰게 된 것입니다.

그리고 그동안 단학선원 안에서도 많은 문제가 드러났습니다. 천지기운의 보급에만 바빠서 천지기운을 활용하는 구체적인 방법 제시가 미흡하다 보니까 단학선원 안에서도 진동은 하지만 진동 이후에는 여러 가지 의문과 한계를 느끼고 갈등하다 수련을 그만둔 사람도 많았습니다. 그래서 전반적인 정리를 한번 하고자 했습니다.

사실 이러한 의문들의 해결책은 '이상인간 한 세계'라는 큰 목적을 세움으로써 이미 그 방향이 제시되었던 것입니다. 단학의 목적이 이상인간이 되는 것이고 한 세계를 이룬다는 것은 아마 단학선원에서 수련하는 사람은 모두 다 아실 것입니다. 그렇지만 정말로 누군가 실제로 이상인간 한 세계를 이루기 위해 뭔가 실천하고자 할 때 너무 의미만 비약해 버린 감이 없지 않습니다. 이상인간이 되려면 이상인간이라고 목소리만 높여 주문같이 외워 봐야 별 소용이 없습니다. 수련을 오래 한 분일수록 이 말의 의미를 더 실감할 수 있을 것입니다. 사실 그것은 스스로 깨치는 것이기 때문에 물어보기도 어렵고 대부분의 사람들은 이 문제를 속으로 혼자 고민만 하고 있습니다.

그래서 이와 같은 모든 문제를 해결하기 위해 단학수련 지침서인 〈운기단법〉을 발행하게 되었습니다. 이 책은 많은 수련자들이 혼란을 일으키고 방황하는 문제를 해결해 주고, 자신이 무엇을 어떻게 잘못하고 있고 자신의 수준은 어느 정도인가를 알려 줄 것입니다. 오늘날의 현대인에게 적합한 호흡법을 기술한 지침서가 될 것입니다.

   전국에 짧은 시간 동안 단학을, 단전호흡을 제일 많이 보급한 주인공의 입장에서 그러한 문제에 대한 책임을 느끼면서 이 부분을 정리해 주기 위하여 이 책을 펴냅니다. 이 책은 나 개인만의 수련을 통한 이론이나 관념이 아닌, 수많은 임상 경험을 통해 얻은 결론을 바탕으로 하여 실제 수련자들의 의문을 해결하는 과정에서 만들었습니다.

일천구백구십이년 오월 십일일

一指 이승헌

목차

머리말 5

제1장 기존 단전호흡 및 선도 수련의 문제점

선도 단학의 과장과 신비주의화 문제 19
    전통 선도 수련 21 | 번역된 선도 서적 22 | 흥미 위주의 선도 소설류 23
    운명학 서적 24 | 선도 수련 체험기 26
자신의 건강 상태와 맞지 않은 수련법의 문제 30
기운이 역상하여 생기는 문제 33
    기의 분류 36
기운 관리를 잘못해서 생기는 문제 40
기를 자신만을 위해 사용할 때 생기는 문제 42

제2장 단학이 제시하는 대안

단전호흡 51
    주화입마 58
지감수련 69
기 점검 76
기운풀이 수련 81
개혈수련 86
운기단법 90
운기단법 이후 수련 94
공완 100
    단학에서 마음공부의 중요성 100 | 최선의 마음공부, 공완 104

제3장 운기단법의 실제

기본자세 113
    앉은 자세 115 | 누운 자세 118 | 선 자세 119 | 걷는 자세 120

수련을 도와주는 보조 자세 121
    손 121 | 입 123 | 눈 125 | 기타 부위 127

호흡 130

마음가짐 137

수련 시에 일어나는 기적인 현상 142

운기단법 5진법 151
    제1진법 152 | 제2진법 160 | 제3진법 167
    제4진법 172 | 제5진법 178

운기단법에 대한 정리 184

맺음말 189

부록 | 운기단법 수련에 대한 질문과 답 193

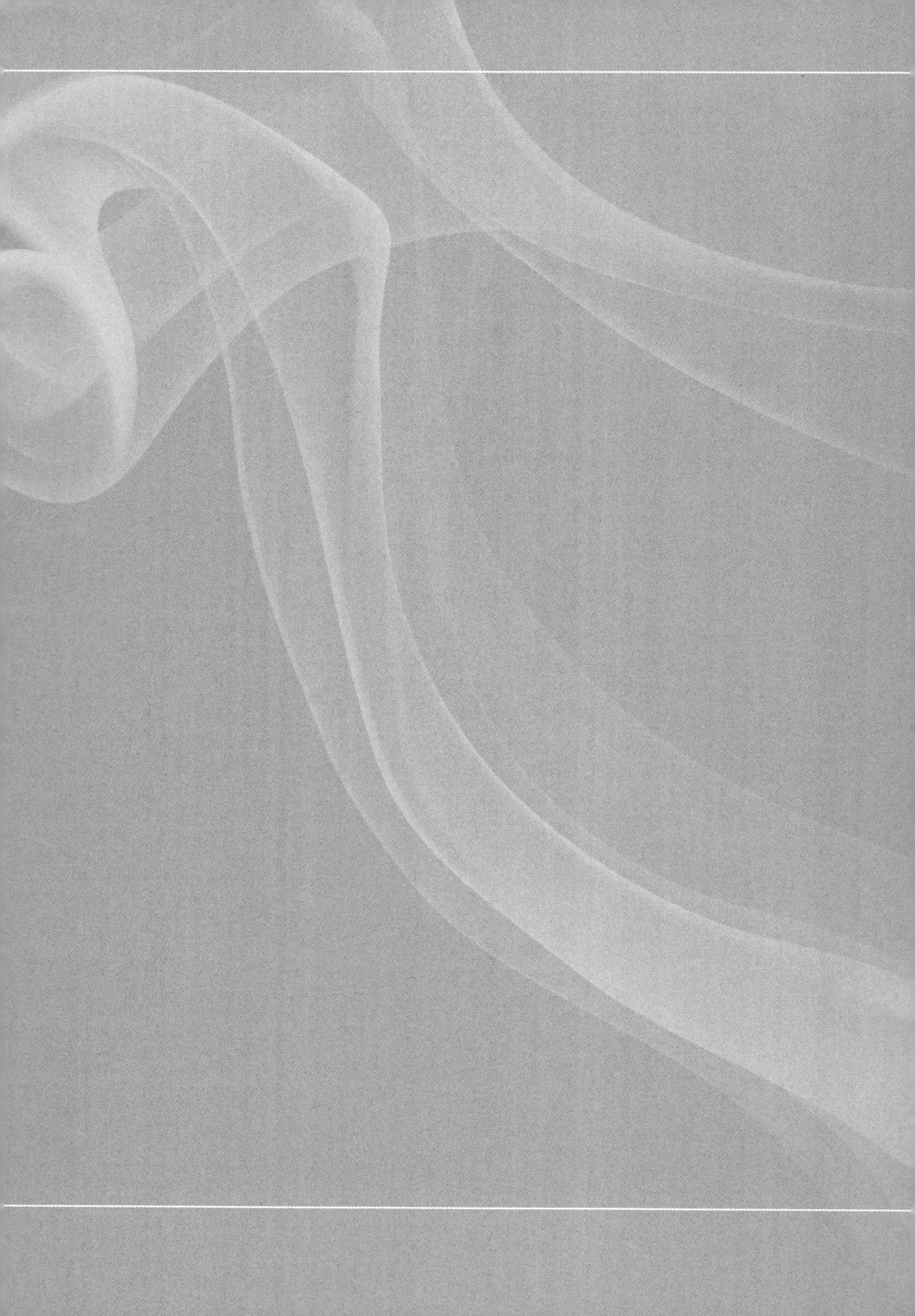

제1장

기존 단전호흡 및 선도 수련의 문제점

선도 단학의 과장과 신비주의화 문제
자신의 건강 상태와 맞지 않은 수련법의 문제
기운이 역상하여 생기는 문제
기운 관리를 잘못해서 생기는 문제
기를 자신만을 위해 사용할 때 생기는 문제

개인의 특성을 고려하지 않은 호흡법과
실제로 검증되지 않은 선도 수련법은
수련자를 혼란에 빠트리거나 부작용을 일으킨다.
기존 단전호흡 및 선도수련이 안고 있는 문제점을 밝힌다.

단학丹學은 기氣적인 감각의 회복을 통해 천지기운과 인체 내의 기운이 서로 유통하는 이치를 터득하고, 체내의 기혈 순환을 원활하게 하여 대우주의 순환 법칙에 순응케 함으로써 생명의 참모습을 바로 깨닫게 하는 학문이다. 또한 단학丹學은 생명의 실체인 천지기운, 천지마음을 말이나 관념이 아닌 실제 감각을 통해 심신 건강과 참된 인간성을 회복한 홍익인간을 만드는 것이다. 더 나아가서 사회를 구하고 민족을 구하며 인류를 구하는 길이다.

천지기운의 실체는 천지마음으로, 천지기운은 바로 천지마음에서 나온다. 바로 이 천지마음을 기독교에서는 사랑, 불교에서는 자비, 유교에서는 인仁이라고 한다. 우리의 국조이신 한인, 한웅, 단군 삼황천제나 예수, 석가모니, 공자 등의 4대 성인같이 절실한 구도심과 하늘이 낳은 큰 그릇을 가지고 있지 않는 한 우주 생명의 실체를 경전이나 언어를 통해 혼자서 터득하기란 쉬운 일이 아니다. 특히 현대인이 이러한 방법을 통해 구원을 얻기란 더욱 힘든 일이다.

옛날 선도 서적들은 비유적인 표현이 많아 현대인이 이해하기에는 어려운 점이 많았다. 이를 문자 그대로 믿고 수련할 경우 어떤 부작용이 생길지 예측할 수 없다. 또한 수련 방법도 입산入山하여 생식生食하며 하는 수련 방식들이므로 현대인들의 생리와는 맞지 않은 점이 많다. 그리하여 단학은 고래의 선도 수련법을 현대인도 쉽게 수련할 수 있도록 현대화·과학화한 결과 탄생한 수련법이다.

우후죽순처럼 생겨나는 선도 단체와 다양한 선도 서적의 발행은 선풍仙風의 진작에 크게 도움을 주었다. 그러나 개개인의 특성을 고려하지 않은 호흡법과 실제 수련을 통해 검증되지 않은 가공적인 내용을 담은 책자는 수련자를 혼란으로 몰아넣거나 각종 부작용을 일으킨 것도 사실이다.

수련자가 자기 자신의 육체적, 정신적 수준을 제대로 인지하지 못하고 단순한 기적 현상에 사로잡혀 자신의 수준을 과장되게 생각하거나 관념적으로 파악하는 일도 있었다. 또한 수련의 기준이 모호함으로써 자신이 어떤 단계에 와 있는지, 어떤 수련을 해야 하는지 모르는 경우도 많았다.

이 책은 기존 단전호흡 및 선도 수련의 문제점과 그 대안을 실제적인 임상 실험을 통해 정리했다. 이번 장에서는 이러한 문제들을 구체적으로 검토하면서 문제의 근원을 밝히고자 한다.

선도 단학의 과장과 신비주의화 문제

우리나라는 예로부터 신선 사상이 뿌리 깊은 나라이다. 선도라고 하면 중국의 도교나 인도의 요가를 생각하는 사람이 많겠지만 실은 우리나라야말로 고대 신선도의 발원지이다. 중국 한의학과 내공운기법內功運氣法의 원조로 알려진 황제黃帝가 동방 청구靑丘의 자부선인紫府仙人[1]을 찾아가 선도를 배우고 삼황내문경三皇內文經이라는 선서仙書를 받아 갔다는 사실史實과 중국의 진시황이 많은 동남동녀童男童女를 배에 태워 삼신산三神山으로 불로초를 구하러 보냈다는 기록 등에서도 우리나라가 선도의 본원지였음을 알 수 있다. 그리고 우리 조상들이 수도했던 명산대천의 이름에는 대부분 신선 선仙자가 들어 있으며[2] 우리가 쓰는

---

[1] 제1대 단군 왕검 때에 광명왕光明王으로 추앙되던 국사國師.

[2] 설악산의 경우 와선대臥仙臺, 비선대飛仙臺, 선녀탕仙女湯 등의 '선' 자돌림이 꽤나 많으며, 그 밖에도 선유담仙遊潭, 칠선七仙계곡, 선인봉仙人峰, 신선대神仙臺, 강선루江仙樓 등 헤아리기 어려울 정도로 많다.

일상어 중에서도 선자가 들어간 표현이³⁾ 적지 않다. 우리의 고대 야사나 야담, 전설, 신화 등을 보더라도 신선에 얽힌 이야기가 무수히 많이 나온다.

이상에서 보듯 우리의 옛 조상에게 선도는 일상생활에서 흔히 접할 수 있는, 그리 멀지 않은 세계였다. 실제로 고구려의 조의선인⁴⁾ 제도나 신라의 화랑도⁵⁾ 등은 고대의 선도를 가르치던 청소년 교육 단체로 묘청의 난⁶⁾ 이전에는 선도가 국가의 교육 분야에서도 장려되었다. 그러나 묘청의 난과 조선의 숭유 정책, 일제의 탄압과 역사 왜곡, 해방 후의 미군정과 6·25전쟁, 많은 정치적 혼란과 사회 문제, 주체성이 없이 유입된 외래 정신에 의해 민족정신은 위기를 맞이하였고 선도의 세계는 허황된 공상의 세계로 인식되거나 미신으로 전락하게 되었다.

---

3) '선경仙境같이 아름답다', '선자옥질仙姿玉質', '선풍도골仙風道骨의 준수한 풍모를 하고 있다' 등의 표현.

4) 심신 수양을 목적으로 하는 단체로 을지문덕, 연개소문, 을파소 같은 이들이 모두 조의선인 출신이다. 평양의 모란봉에 남아 있는 을밀대乙密臺는 을밀선인乙密仙人이라는 조의선인이 수천 명의 제자들에게 단학을 가르치던 수련장이었다.

5) 고운 최치원의 난랑비서鸞郎碑序에는 "나라에 풍류도라고 하는 현묘한 도가 있어 많은 백성들을 교화해 왔으며, 유불도儒佛道 삼교를 포함하고 있고 그 연원은 선사仙史에 기록되어 있다"는 내용이 있다.

6) 고려 인종 13년(서기 1135)에 일어난 국풍파國風派와 사대 유학파의 대결로, 사대주의자 김부식 일파가 난을 진압하게 되자 선도를 탄압하고 선서를 없애며 왜곡된 민족사인 삼국사기를 기록함으로써 단학 선풍丹學 仙風이 역사의 뒷전으로 물러나 시대의 주류에서 퇴조되기 시작한 역사적 사건이다. 단재 신채호는 이를 고려조, 조선 왕조를 통틀어 '일천년래의 한국 역사상 제일 큰 사건'이라고 하였다.

1980년대 초 선도 소설 〈단丹〉이 베스트셀러가 된 이후 다양한 선도 서적들이 봇물 터지듯 쏟아져 나왔다. 그 중에는 전통 선도 수련법을 적은 책, 중국이나 일본의 선도 서적을 번역한 책, 선도 소설, 주역이나 사주와 관련된 운명학 서적과 저자의 수련 체험을 바탕으로 쓰여진 체험기 등이 있다. 이러한 책들이 선도에 대한 많은 관심을 불러일으키고 선풍을 진작시키는 데 공헌한 것은 사실이다. 그러나 그 안에 숨겨진 문제 또한 적지 않다. 그러면 과연 그것들이 어떤 문제를 안고 있는지 하나씩 살펴보기로 하자.

전통 선도 수련

전통적인 선도 수련은 특수한 스승과 제자의 관계에서 전문적으로 실행되었다. 그러므로 수행 자체가 오늘날 일반인이 실행하기에는 방법에 있어서 뿐만 아니라 시간과 장소에 있어서도 적합하지 못한 것들이 대부분이다. 또한 그 목적도 깨달음이나 초능력의 계발과 같은 차원의 것으로 수련자가 많은 시간을 두고 한 가지에만 매달려야 비로소 성취할 수 있는 방법들이다.

　특별한 근기根氣의 사람들이 행하는 전통 수련법은 결코 대중화될 수 없다. 게다가 전통 선도 서적들도 그 용어가 오랜 옛날의 것인 데다가 비유적인 표현에 대한 해석도 여러 가지이므로 자칫 스승이 없이 초보자가 무리한 수행을 할 경우 대부분은 실패하기가 쉽다. 또한 수련이 일정 수준 이상이 되면 억지로 수련이 되는 것이 아니므로 하늘의 도움이 없이는 불가능하다고 보아야 할 것이다.

    수련자는 스스로를 정확하게 바라보아야 한다. 자신의 정신적, 육체적 상태뿐만 아니라 사회적인 여건까지도 잘 고려하여 자신에게 적합한 수행법을 찾아야 하며 또한 믿고 맡길 수 있는 스승을 만나야 한다.

    선도 수련을 완성하고자 하는 수련자에게 가장 중요한 것은 우선 하늘에 자신의 심정을 연결할 수 있는 큰 뜻과 큰 마음을 기르는 것이다. 심정이 없는 수련은 중도에 그만두기 쉽다. 심정이 하늘과 통하지 않고는 기장氣壯이 될 수도 없고 신명神明 단계에 이를 수도 없다.

번역된 선도 서적

우리나라에서 번역된 중국이나 일본의 선도 서적은 그 기법이 매우 다양하다. 그러므로 이를 어떤 특정 분야를 계발하는 데 활용할 때는 도움이 될 수도 있다. 그렇지만 마음이 바르지 못한 사람이 단지 능력만을 계발하고자 이러한 술術(기술, 재주)을 배우려고 집착하면 진정한 선도 수련과는 멀어지게 된다.

    왜냐하면 술을 강조하다 보면 수련의 목적을 잃어버리게 되기 때문이다. 우리는 결코 육체만으로 삶의 존재 가치에 대한 근원적인 해결을 구할 수 없다. 우주의 시간으로 보면 천 년을 산다 해도 찰나에 불과하듯이 건강술이나 장생술이 궁극적인 인간의 목표가 될 수는 없다. 그것들은 단지 궁극의 목표를 위한 하나의 방편에 불과하다.

    단학수련을 원하는 초보자는 반드시 올바르게 수련의 목적을 세워

변함없이 지켜나가야 한다. 바른 목적과 변함없는 마음(恒心)은 선도 수련의 관건이다. 대부분 수련에 갈등을 느끼고 타락하거나 수련을 지속하지 못하는 이유는 목적이 잘못되었거나 마음을 잘 가다듬지 못했기 때문이다.

흥미 위주의 선도 소설류

대부분 선도 소설의 주인공은 축지, 비월, 둔갑술 등의 초능력을 갖추고 무술도 상당한 경지에 있는 인물들이다. 이러한 인물들이 펼치는 이야기는 독자에게 흥미를 주고 선도에 대해 관심을 불러일으키기에 충분하다. 그러나 이러한 글은 독자에게 선도의 본래 목적을 제대로 설파하지 못한다. 선도 수련이 단지 초능력을 부리는 초인이나 영웅이 되는 것을 목적으로 하는 것으로 오해를 초래할 수 있다. 본래 선도 수련의 진정한 목적은 깨달음(性通)을 얻고 하늘로부터 받은 사명을 이 세상에서 다하는 데(功完)에 있다.

   오늘날과 같이 자동차, 기차, 비행기 등 운송 수단이 발달하고 전화나 텔레비전으로 전 지구가 하나로 연결되는 시대에 축지나 비월 등의 초능력을 계발하기 위해 오랜 세월 입산수도入山修道 한다는 것은 시간 낭비이다. 설사 초능력을 얻더라도 과연 능력을 어디에 어떻게 쓸 것인지는 능력의 높고 낮음에 달려 있는 것이 아니라 수련자의 마음가짐에 달려 있다.

   아무나 초능력을 갖게 되는 것은 위험한 일이다. 이는 마음이 성숙하지 않은 철부지에게 칼자루를 쥐어 주는 격으로, 그 결과는 불을 보듯 훤하다. 그리고 선도 수련이 비법만 안다고 해서 쉽사리 어떤 능력을 계발할 수 있는 수련도 아니다. 이 세상에서는 한탕주의식으로 돈을 번 졸부들도 있겠으나 인간의 심신을 단련하는 수련은 어머니 뱃속에서 아이가 생겨나고 자라는 이치와 같아서 엄격한 법칙에 따라 진행된다.

오늘날과 같은 현실에서는 초인적인 영웅보다는 여러 사람들과 함께 손을 잡고 같이 사회를 밝혀나갈 사람이 더 필요하다. 분쟁이 만연하고 범지구적인 차원에서 화합과 조화가 요구되는 시대에는 한두 사람의 영웅이 나온다고 모든 문제가 해결될 수 없다. 우리 모두가 완전한 민주주의를 이루고자 한다면 뛰어난 능력보다는 조화로운 인물, 인격 완성자, 마음의 수양이 된 사람이 많이 나와야 할 것이다.

초능력은 선도 수련의 과정에서 나타나는 부수적인 현상 중의 하나이다. 선도 수련의 본래 목적은 본성을 밝혀(本性光明) 근본 자리와 하나가 되고(性通) 세상에 자신의 사명을 다하는 것(功完)이다.

운명학 서적

근래 들어 붐을 일으킨 운명학 서적들은 많은 사람들이 주역이나 동양 철학에 대한 이해와 관심의 폭을 넓히는 데 일조하였다. 그렇지만 수행이나 실천이 결여된 동양 철학은 절름발이와도 같다. 동양 철학의 핵심을 알기 위해서는 이해와 관심뿐만 아니라 실제 수행이 병행되어야 할 것이다.

이러한 종류의 책들은 일어날 일과 그에 따른 수동적인 대책은 제시하고 있지만 앞날을 능동적으로 개척해 나가는 방법에 대해서는 뾰족한 대안을 제시하지 못하고 있다. 그리고 말세론을 다룬 서적들은 그 난해함으로 인해 해석이 분분하여 독자로 하여금 오히려 인식의 혼란만을 가중시키고, 말세에 대한 협박에 가까운 잘못된 설명으로 사람들에게 불안만을 안겨주고 있는 것이 현실이다. 또한 자칭 정도령, 미륵불, 재림 예수들이 나타나 미래에 대한 불안을 담보로 사람들에게서 금품을 빼앗아가고 있다.

　인간에게 운명이 주어진 것은 사실이다. 그러나 운명이라는 것은 숙명이 아닌 사명으로 받아들일 때에 비로소 그 가치가 있을 것이다. 대부분의 사람들은 적당히 좋은 운을 만났을 때 어떤 일을 벌여서 손쉬운 이익을 얻고, 나쁜 운을 만났을 때 자신의 잘못을 반성하기보다는 어떻게든 피해보자는 생각을 가지고 있다. 이는 모두 인간완성과는 동떨어진 이야기들이다.

　개인에게는 개인의 운명과 사명이 있듯이 인류에게도 운명과 사명이 있다. 말세라는 것은 인류의 운명을 말하는 것으로, 말세에는 인류의 숙명보다는 사명이 강조되고 제시되어야 말세의 참의미가 살아날 것이다. 말세에 대한 책임은 신에게 있는 것도, 자연에게 있는 것도 아닌 바로 인류 자신에게 있다. 말세의 원인이 인류 자신에게 있다면, 인류는 스스로 최선을 다해 이를 극복해 나가야 할 것이다.

　따라서 말세를 극복하기 위해서는 온 인류가 힘을 모아야 한다. 자기 혼자서만 어떻게든 말세를 피해보겠다고 발버둥치는 일은 어리석은 일이다. 누군가 말했듯이 '내일 당장 세상이 무너질지라도 오늘 한 그루의 사과나무를 심는 마음' 이 우리에게는 필요할 것이다.

인류가 위기를 맞이하고 있는 것은 분명한 사실이다. 공해와 자연 파괴, 오존층 파괴 등으로 인해 새로운 질병은 점점 늘어나고 있으며, 인구 증가와 자원 고갈, 사상과 종교 간의 분쟁은 날로 심각해지고 있다. 이로 인해 사회와 국가, 지구촌은 점점 더 혼잡한 양상을 보인다.

그런데 이런 문제는 결코 말이나 불평이나 비난으로는 해결되지 않는다. 대안이 없는 비판은 오히려 혼란을 가중시킬 뿐이다. 우리에게 필요한 것은 이런 문제를 행동으로 실천할 수 있는 평화적인 문화 운동이다. 이는 실천 가능한 실질적인 조직을 필요로 한다. 이제부터 말세의 문제는 말세를 극복하기 위한 조직과 방법에 대한 논의로 발전되어야 할 것이다.

선도 수련 체험기

개인의 체험을 바탕으로 사실적인 내용을 담고 있는 선도 서적이 수련자에게는 어느 정도 수련을 도와주거나 자극제가 될 수도 있다. 그렇지만 수련이란 남이 대신해 줄 수 없는 자기 자신의 길이다. 달리기를 하더라도 다리가 긴 사람에게 어울리는 주법이 있고, 다리가 짧은 사람에게 어울리는 주법이 있다. 실제 수련에도 개인의 특성, 성격, 건강 상태, 생활환경, 습관 등에 따라 수련의 과정과 방법, 결과가 모두 다를 수밖에 없다.

  한 개인의 수련을 바탕으로 한 수련법은 참고서가 될 수는 있지만, 교과서나 지침서가 될 수는 없다. 우연히 저자와 거의 모든 상황이 일치하는 독자가 있다면 그러한 예를 제외하고는 이를 그대로 믿고 수련할 경우 대부분 서로 다른 점을 억지로 맞추려 하는 데에서 오는 부작용이 있을 수밖에 없다. 또한 기적 체험에 대한 흥미 위주의 내용은 본래 선도의 목적과 동떨어진 내용일 뿐만 아니라 잘못된 환상을 독자에게 심어줌으로써 왜 나는 그처럼 되지 않을까 하는 식의 오해만 불러일으킬 뿐이다.

  이런 글을 바탕으로 수련을 한다면 설령 작가가 체험한 것이 재현되더라도 그것이 자연발생적이지 않고 관념에 의해 일어나는 반응이 대부분이다. 그리고 일반 독자의 육체적 정신적 수준과 거리가 먼, 고도의 난해하고 어려운 수련 내용을 적은 책은 직접 실천하기에는 무리가 따르며 잘못하면 자기 처지를 망각하는 관념적인 수행관만을 심어줄 수 있다.

  마음자리를 깨닫는 데에 관념은 불필요한 장애물에 불과하다. 어디에도 걸리지 않는 마음, 그러한 마음이 되어야 몸공부도 이루어진다. 관념이나 말에 걸려서는 '팔만대장경도 공염불'이라는 경허 스님의 말처럼 참고서는 참고서일 뿐이다. 다만 자기의 위치를 스스로 진단할 수 있고, 자신에게 어떤 수련이 필요한가를 말해 줄 수 있는 교과서적인 지침서 정도가 필요하다.

그 동안 발행된 선도 서적들은 일반인이 보기에는 너무 어렵고 난해하게 되어 있었다. 오늘날 많은 대중들이 선도 수련을 할 수 있게 하기 위해서는 누구나 쉽게 알 수 있고, 특히 지식보다는 살아 있는 심정을 통해서 문자의 한계를 극복하고 선도 수련의 참의미를 전달해 주는 책이 필요하다.

선문답禪問答은 문자의 한계를 극복하기 위한 역설적인 말의 표현이다. 그러나 과거의 선문답은 현대인이 이해하기에는 너무 어려웠다. 대부분 개인의 깨달음에 대한 환희와 기쁨을 이야기하고 그 경지만을 말했을 뿐 사회를 정화하고 깨달음으로 이끌기에는 그 힘이 부족했다. 사회를 깨우치고 인류를 깨우치는 알기 쉽고 힘 있는 선문답, 깨달음이 살아 있는 소리(活句)가 필요하다. 선문답을 이해 못하는 수준의 사람도 이해할 수 있도록 이끌어 주는 수련법과 선문답이 함께 수록된 교과서가 필요하다.

방편을 이야기할 때 흔히 나룻배의 비유를 든다. 강을 건널 때 나룻배는 하나의 방편에 불과하다. 강을 건너고 나서도 나룻배를 머리에 이고 다니는 사람이 있다면 그는 정말 어리석은 사람이다. 그러나 강을 건너기 전에는 이 나룻배가 꼭 필요하다. '나는 할 수 있다'는 자만심만으로 강을 건널 수는 없으니까. 그러므로 이 수련을 하고자 하는 사람은 자기 수준을 알아야 한다. 나룻배 없이 강을 건널 수 있는 사람은 흔하지도 않고 그것이 쉽게 되는 일도 아니다. 특별한 몇몇 사람만이 스스로 죽음보다 더한 고통을 이겨내면서 그런 마음을 얻을 수 있다. 그런 사람을 천인天人이라고 한다. 사람은 누구나 자기에게 맞는 방법이 있다. 천인이 아니면서 천인의 방법을 택한다면 그것은 좌절을 불러올 따름이다.

    그러므로 모든 수련자는 자신에게 맞는 방법으로 정성을 다하여 수련해야 한다. 다른 사람의 수련 체험을 읽다 보면 타인의 체험이 마치 자신의 체험인 양 동일시되는 것 같지만 스스로 수련을 통해 변하지 않으면 동일시의 환상은 곧 깨어지는 것이다.

자신의 건강 상태와 맞지 않은 수련법의 문제

과거 선도 수련은 대개 스승과 제자 간의 일대일 관계에서 그 법이 전해졌다. 그렇기 때문에 근골이 우수하고 강한 정신력과 선한 마음을 가진 제자만이 법을 전해 받은 경우가 대부분이다.

그렇다고 그렇게 뛰어난 사람만이 깨달음을 얻을 수 있는 것은 아니다. 부처님이 말씀하신 것처럼 사람은 누구나 불성을 가지고 있다. 본래 누구에게나 생명의 본질을 깨달을 수 있는 본성이 있는 것이다. 우리의 고유 경전인 〈삼일신고三一神誥〉에는 "언어나 생각을 통해서 하느님을 찾는다고 해서 그 모습이 보이는 것이 아니다. 오로지 자신의 진실한 마음을 통해 하느님을 찾으라. 그러면 너의 머리 속에 이미 내려와 계시니라(聲氣願禱 絶親見 自性求子降在爾腦)"라고 하여 우리의 신성이 이미 우리 뇌 속에 있으며 이를 통해 깨달음을 얻을 수 있는 길이 열린다는 것을 잘 말해 주고 있다.

생명의 본질을 터득하는지 못하는지의 문제는 할 수 있다 없다의 문제가 아니라, 어떤 사람에게 어떤 방법을 가르칠 것인가의 문제이다. 오늘날 현대인은 대부분 건강하지 못하고 정신력과 투지가 약하며 양심이 바르지 못하다. 그 원인은 긴장과 스트레스로 임맥이 막히고 간이 열을 받아 제 기능을 발휘하지 못하는 데 있다.

단학선원에 찾아오는 회원들은 대부분 건강상의 문제를 상담한다. 사실 현대인은 오염된 대기와 식수, 편식과 운동 부족, 신체의 일부만을 반복적으로 사용하는 노동으로 인한 신체의 균형 상실, 과도한 스트레스와 지나친 좌뇌 위주(논리, 분석)의 사고 등으로 정기신精氣神의 균형이 거의 깨져 있다. 건강한 사람이 오히려 드물고, 드러내지 않아서 그렇지 누구나 한두 가지의 잔병이나 두통, 만성피로 증세를 공통적으로 가지고 있다.

단학의 입장에서 말하자면 임맥이 막히고, 간에 열이 있거나 그것이 더욱 악화되어 다른 장부에까지 그 증세가 번져간 사람이 대부분이다. 이와 같은 사람들은 우선 막힌 임맥을 뚫어 주고 간 기능을 회복시켜 주는 것이 필요하다. 그리고 난 후에 비로소 자신의 본성을 갈고 닦아 성통공완性通功完을 이룰 수 있는 수련을 하는 것이 의미가 있다.

건강을 되찾은 후에야 비로소 본격적인 수행이 가능하다. 인간완성을 위한 공부는 언제 완성될지 기약하기 어려운 먼 길을 가는 것과도 같다. 우리의 몸을 자동차에, 마음을 운전수에, 기도를 바른 지침서에 그리고 지도자나 스승을 안내자에 비유한다면 멀고 먼 여행을 위해서는 기본적으로 잘 정비된 튼튼한 차가 필요하다. 중간에 차가 고장 나고 운전수의 마음이 뒤바뀌면 십 리도 못 가서 발병 나는 꼴이 된다.

운전수는 길을 바르게 알고 항심을 가지고 꾸준히 차를 몰아야 한다. 급히 몰거나 쉴 때 안 쉬면 당황하고 지쳐서 사고만 날 뿐이다. 적당한 간격으로 쉬어가면서 흔들리지 않는 마음으로 바른 길을 향해 언덕길이나 휘어진 길, 평탄한 길 등 그때그때마다 적절한 속도로 조절하며 전진해야 할 것이다. 그리고 올바른 지도를 보면서 길을 제대로 알고 가야하며, 모르는 길로 빠지게 될 때에도 제때에 필요한 안내를 받아 제 길로 돌아올 수 있어야 한다. 운전사에게는 바른 길로 이끌 지침서와 안내자가 필요하다.

마지막으로 중요한 것은 실제 수련이다. 운전수가 실제의 운전 연습을 통해서 운전 경험을 알아야 하듯이 아무리 어떻게 운전하겠다고 마음을 먹어도 운전을 안 해본 사람은 마음대로 차를 몰 수 없다. 지침을 보고 안내자의 말을 듣는 것만으로도 목표를 상상할 수는 있다. 그러나 지도를 몇 백 장 보고 안내자를 아무리 많이 만나더라도 실제 자동차가 움직이지 않으면 결코 목표에 도달할 수 없을 것이다.

기운이 역상하여 생기는 문제

흡지호吸止呼의 호흡법이나 무조건 들이쉬면서 오랫동안 멈추고 참는 호흡법, 1분 이상 길게 내쉬는 호흡법 등은 수련이 어느 정도의 수준에 이르러야 무리 없이 할 수 있는 호흡법들이다. 그러나 임맥이 막혔거나, 장부에 이상이 있는 초보자가 흉내를 내다가는 기가 역상逆上하여 두통을 일으키거나 심하면 정신 착란을 일으키고, 코피를 쏟는 일이 생긴다. 지식止息을 할 경우 복압에 의해 기맥氣脈이 막힌 곳이 뚫리는 효과가 있다. 그러나 기맥이 너무 막혔거나 군데군데 상처가 있는 몸으로 지식을 하면 뚫려야 할 곳이 뚫리지 않고 엉뚱한 곳이 뚫려 다치게 된다. 숨을 길게 쉬는 것은 억지로 하는 것이 아니다. 사실 억지로 오래 참거나 억지로 길게 쉬는 것은 자연스럽지 못한 인간의 욕심에 불과하다.

호흡 수련에서 무엇보다 중요한 것은 기의 흐름이다. 호흡에는 외호흡과 내호흡이 있는데, 기계적인 외호흡은 집중을 위한 하나의 방편에 불과하다. 실질적으로는 기를 느끼면서 기의 이동과 변화와 발전을 느끼는 내호흡(運氣呼吸)이야말로 수련자가 터득해야 할 호흡이다. 대부분의 수련자가 이러한 점을 간과하였기 때문에 호흡의 형식에 너무 묶여서 폐단이 생기는 것이다.

많은 사람들이 태어나서부터 현재 이 순간까지 오랫동안 호흡을 했지만 대부분은 진기眞氣를 발생시키지도 못했고 축기 또한 하지 못했다. 진기의 발생에서 중요한 것은 심파心波를 한 곳에 집중하는 것과 어떠한 종류의 심파를 보내느냐 하는 것이다. 몸의 어떤 부위에 마음이 가면 기가 흐르면서 열이 발생하는데 이를 심기혈정心氣血精이라 한다. 일반적으로는 운동을 하거나 몸을 움직일 때 비로소 몸에 열이 나지만 운동을 하지 않더라도 마음만 집중하면 집중한 부위에서 열감이 발생한다.

이것은 실제로 온도 측정 실험을 통해서도 증명이 된 사실이다. 예를 들자면 일상생활 중에 남의 시선을 얼굴에 받는다고 의식할 때 얼굴이 뜨거워지는 경험이나, 뒤통수가 상대의 시선에 의해 따갑게 느껴지는 것, 좋아하는 남녀가 가만히 서로 바라만 봐도 몸이 확 달아오르는 것 등이 있다.

이러한 것들은 모두 마음의 작용, 심파의 작용에 의한 기적 현상의 예이다. 이렇게 마음의 작용을 통해서만이 비로소 진기가 발생한다. 무조건 오래 참는 호흡법이나 1분 이상 길게 하는 호흡법은 참으로 중요한 마음의 작용, 심파의 작용에 의한 호흡인 내호흡법의 중요성을 간과하고 있다.

초보자에게 가장 먼저 필요한 것은 수련에 흥미를 가지는 것이다. 호흡은 자연스럽고 즐거운 것이지 어렵고 힘든 노동이 되어서는 안 된다. 저절로 자연스럽게 되는 호흡을 해야지 호흡을 억지로 끌고 나가려 하면 무리가 오고 힘도 든다. 그런 수련은 당연히 중도에 포기하기 쉽다. 외호흡의 방법들은 집중을 못하는 초보자들에게 집중을 돕는 방편으로써 가치가 있을 뿐 그 이상도 그 이하도 아니다. 차원 높은 단계의 호흡은 초보 호흡의 단계인 외호흡을 지나 내호흡의 단계에 이르러서 공부에 대한 결심이 확고부동하게 섰을 때 비로소 가능한 것이다. 그 이전에는 자연스런 호흡을 통해 수련에 흥미를 붙이고 기초를 닦는 것이 바람직하다.

간혹 기가 심하게 역상되어 잠시 헛것이 좀 보이고, 그를 통해 자신이 뭔가 된 줄로 착각하는 사람들이 있다. 그것은 단순한 기적인 현상이거나 실수로 상단전에 탁기가 들어간 경우가 대부분이며 정말로 수련이 깊이 된 것은 아니다. 수련은 자기가 노력한 만큼 되어지는 것이다. 기적인 현상이 조금 빠르게 나타나거나 혹은 늦게 나타나기도 하지만, 그 과정이 지나면 안정이 되면서 자기가 공들인 실력이 나타나게 되어 있다.

저급한 수준의 기운이 상단전에 들어가더라도 상단전의 기능이 작동되는 수가 있다. 그러나 비행기 엔진에 석유난로 기름을 넣고 날아봐야 얼마 날지도 못하고 엔진만 망가져 추락하게 될 것이다. 그러므로 이 수련을 완성하고자 하는 사람은 정도正道를 가야 할 것이다. 수준 낮은 기운을 돌리기보다는 진기를 발생시키는 데 주력해야 할 것이다. 무엇이 좀 보인다고 욕심을 부려 쫓아다니면 그 결과는 자신과 그 실체를 모르고 추종하는 사람들을 함께 망치는 결과가 될 것이다. 그러므로 호흡은 자신에게 맞도록 하고 과도기적으로 나타나는 기적 현상에 매이지 말아야 한다.

기의 분류

기氣는 다른 말로 에너지energy라고 할 수도 있고, 자력磁力, 파워power, 즉 힘이라고 말할 수도 있다. 쉽게 말해 기운氣運이다. 이러한 기는 모든 생명체 안에 이미 존재하고 있다. 인체의 기는 크게 원기元氣와 정기精氣, 진기眞氣로 나뉜다.

원기는 바로 어머니의 뱃속에서 부모로부터 받은 기운으로 이를 선천지기先天之氣라고 한다. 사람은 살아나가면서 생명 활동을 하기 위해, 즉 몸을 구성하고 일을 하고 정신 활동을 하기 위해서 그에 필요한 기운을 써야 된다. 부모로부터 받은 원기만으로는 생명 활동이 오랫동안 지속될 수 없으므로 소모되는 기운을 보충할 다른 기운의 공급이 필요한 것이다. 그래야만 기의 원천이 마르지 않으므로 계속 살아갈 수 있는 것이다.

이때에 공급되는 기운을 우리는 정기라 부르며 후천지기後天之氣라고도 한다. 사람은 코를 통해 천기天氣를, 입을 통해 지기地氣를 흡수하며 영양분을 얻는다. 그리고 그 영양분은 혈액 순환에 따라 조직에 도달하여 세포에 흡수된 후 산소로 바뀌는 과정에서 열과 에너지를 생성하는데 그것이 바로 정기이다. 정기는 생명을 유지하기 위한 물질적인 토대와 동력의 원천이 된다.

원기와 정기는 생명 활동에 필요한 에너지로 마음을 집중하지 않아도 발생하는 일차적인 생명 에너지이다. 그러나 진기는 정기가 심파의 작용에 의해 변화하여 이차적인 생명 에너지를 발생시킨다. 진기는 마음에서 나오는 기운으로 정신 집중이나 정신 수련을 통해 발생한다. 예를 들면, 마음을 손에 집중할 때 손에 있는 정기가 마음의 집중을 통해 열감으로 나타나는 것이 바로 진기의 일종이라 할 수 있다. 바로 이 진기야말로 정신 수련, 단학수련에서 다루어지는 기이다.

원기, 정기, 진기는 다시 정精, 기氣, 신神으로 나뉜다. 단학에서는 이러한 기운들 중에서 정신 수련에 필요한 진기를 정, 기, 신의 단계로 나누어서 각각 정기精氣, 중기中氣, 신기神氣라고 부른다. 아래 표와 같이 기운을 분류하여 설명하였으나 천지기운의 관점에서 보면 원기나 정기, 진기도 모두 천지기운이다.

원기元氣는 앞서 말했듯이 어머니 뱃속에서부터 받은 기운이며, 태중胎中의 태아는 어머니로부터 혈관을 통해 기운을 받는다. 어머니 뱃속의 태아와 어머니는 두 생명이지만 또한 하나로 연결된 한 생명이다.

원기元氣	부모로부터 받은 생명의 기운 (선천적인 에너지) 정, 기, 신으로 나뉨
정기精氣	음식물과 호흡을 통해 얻은 에너지 천기(산소 靑)와 지기(음식물 米)를 코와 입을 통해 흡수 정, 기, 신으로 나뉨
진기眞氣	정신집중과 수련을 통해 얻는 에너지 정기+정신집중(心波)　정精-하단전-정충精充-정기 　　　　　　　　　　기氣-중단전-기장氣壯-중기 　　　　　　　　　　신神-상단전-신명神明-신기

우주를 어머니의 태중이라 할 때, 그 안에 만물은 어머니의 뱃속에 있는 한 생명이 되는 것이다. 원기의 근원을 거슬러 올라가면 어머니의 난자와 아버지의 정자로 귀결된다. 결국에 가서는 단군 할아버지, 한웅 할아버지, 한인 할아버지로 거슬러 올라가 천지기운, 조화주 하느님으로 연결되는 것이다. 기적氣的으로 볼 때는 만물이 조화주의 아들이고 하느님의 아들이라고 말할 수 있다.

정기精氣의 정精자는 쌀 미米와 푸를 청靑으로 나뉘는데, 이 미자가 지기地氣이며 푸를 청자가 천기天氣를 말하는 것이다. 즉, 천지기운이다. 어머니 뱃속에서 나온 원기를 정기가 도와주지 않으면 연료가 떨어져 불이 꺼지듯 생명의 불이 꺼진다. 우리는 이렇게 천지기운의 도움이 없이는 육체의 생명을 유지할 수 없다.

진기眞氣는 마음을 써서 나오는 기운이다. 마음을 단전에 쓰면 단전에 기운이 생기고, 마음을 손에 쓰면 손에 기운이 생겨난다. 진기에도 등급이 있다. 마음의 수준에 따라 진기의 수준이 달라진다. 단학에서 말하는 천지기운은 우주의 진기이며 바로 천지마음에서 생겨나는 순도 높은 기운이다. 수련을 통해 정을 기로, 기를 신으로 바꾸는 목적은 우리 몸 안의 기를 높은 차원으로 진화시켜서 천지기운과 교류하고자 함에 있다.

일반 기공氣功의 기와 천지기운의 차이가 바로 여기에 있다. 일반 기공의 기는 천지마음에서 오는 기운이 아니기 때문에 정기와 중기, 신기가 뒤섞여 순수하지 않다. 천지기운의 기는 공심空心, 즉 천지마음에서 오는 기로 진기 중의 진기이다. 천지기운은 우리가 원기를 통해 물려받은 잘못된 유전 인자나 자신의 업業, 정기로부터 들어온 오염된 기운이나 자신의 습習을 말끔히 씻어서 진정한 신명神明이 이루어지게 한다.

정충, 기장, 신명은 몸 안에 있는 기의 진화 과정이다. 이 과정에서 하단전, 중단전, 상단전이 완성된다. 대천문을 타고 우주와 연결이 되어 '천지기운이 내 기운, 내 기운이 천지기운'이 되는 것이다. 이를 위해서는 단순한 기의 진화뿐만 아니라 의식의 진화, 마음의 진화가 필요하다. 우주심이 될 때 천지마음이 될 때 비로소 천지기운과의 연결이 가능하고, 그를 통해 깨달음이 얻어지는 것이다.

우리가 깨달음을 얻고자 도道를 구하는 것은 본래 우리가 나온 근본자리인 천지기운, 조화주의 자리로 돌아가고자 하는 본능 때문이다. 기의 청탁淸濁에 따라 구도求道의 본능이 발현되느냐, 어둡고 탁한 욕망이 발현되느냐의 차이가 있을 뿐이다.

우리 몸에는 눈으로 보이는 살과 피부, 기관과 뼈, 세포가 있고, 보이지 않는 기氣가 있고 신神이 있으며 심心이 있다. 단학은 바로 보이지 않는 것을 머리로 아는 것이 아니라 '직접 느끼고 체험하는' 수련이다.

자기 안의 주인을 찾고 이 주인이 제대로 주인 행세를 하게 하여 스스로를 완성하고, 나아가서 우리 민족의 참 얼을 찾고 그 얼이 제대로 얼의 역할을 하도록 하는 것이 바로 단학 공부이다. 기운을 느끼고 활용하는 것은 그 방편으로, 보이지 않는 세계에 대한 믿음을 키우고 그를 통해 자신의 마음자리를 실제로 느끼고 위의 목적에 접근해 가는 길이다.

기운 관리를 잘못해서 생기는 문제

단학수련의 초보자들 중에는 기를 터득하여 진동을 하고 단무나 단공이 좀 나온다고 신기해 하거나, 겁을 내서 다음 단계로 이행하지 못하고 계속 그 수준에서만 맴도는 사람들이 있다. 혹은 조급하게 서둘러서 빨리 결과를 보려는 사람들도 있는데, 어느 경우든지 그것은 바른 공부가 아니다.

기적인 감각에 빠져서 중심을 잃고 헤어나지 못하는 것은 마치 계곡의 소용돌이에 휩쓸려 맴도는 낙엽과도 같다. 기적인 현상은 수련의 과정에서 나타나는 자연스런 현상으로 그 이상도 그 이하도 아니다. 또, 경우에 따라서는 자기도 모르는 사이에 외적으로는 별 변화가 없어도 내적으로는 기적인 변화가 고도의 단계로 나아가기도 한다.

외적인 현상만으로는 수련이 잘 되었는지 못 되었는지를 평가할 수 없다. 단학수련은 심기신心氣身이 조화를 이루고 삼대 공부인 수행, 살림살이, 도덕 공부가 함께 이루어질 때 비로소 제대로 공부가 된다고 할 수 있다.

조급하게 서둘러 빨리 결과를 보려는 사람은 그 자체가 이미 마음공부가 덜 된 사람이다. 노력보다 얻는 것이 많다면 다 갚아야 할 빚이자 사명이 된다. 서두른다고 초여름에 벼가 익을 리 없듯이 여덟 달 만에 아이를 낳으려고 힘써봐야 골반이 벌어질 리도 없으며, 낳아도 미숙아를 낳거나 심하면 사산을 하게 되는 것과 같은 이치이다.

제대로 공부를 하려면 기운 공부 이전에 마음공부를 하여 공심을 터득해야 한다. 진정한 공심公心은 천지자연의 운행과도 같다. 지구는 자전과 공전이라는 거대한 운동을 하고 있다. 그로 인하여 낮과 밤이 생기고 계절이 구분된다. 수련자는 적어도 이러한 지구의 큰 덕을 느낄 수 있는 감각이 열려야 한다. 제사를 지낸다고 지구가 더 빨리 돌고, 기도한다고 지구가 멈춰 버리고, 욕한다고 지구가 거꾸로 돌지 않듯이 지인至人은 자기가 없고 신인神人은 공이 없으며 성인聖人은 이름이 없는 것처럼 선도 수련자는 이와 같은 천지마음을 알아야 할 것이다.

기를 자신만을 위해 사용할 때 생기는 문제

 진리와의 교류를 통하여 진리의 태아를 잉태하는 것도 중요하지만 진리의 태아를 잉태한 후에 관리하는 것도 매우 중요한 일이다. 산모가 아이를 배면 태교를 하듯이, 진리의 태아를 잉태한 후에도 태교를 해야 한다. 기를 터득하고 관리를 잘못하면 기를 터득하기 전보다도 더 잘못되기 쉽다.

 진리의 태아를 잉태하고, 진리의 자식을 낳더라도 그것만으로는 완전한 완성이 될 수 없다. 탄생은 하나의 작은 완성이기도 하지만 동시에 새로운 출발이기도 하다. 비록 기를 터득하고 운용할 줄 알더라도 자만이 지나치거나 자신만을 위해 사용한다면 결코 진정한 완성에 이를 수 없다. 오히려 그러한 사람은 보통 사람보다 더욱 타락하고 보다 큰 문제를 일으킬 수 있다.

 앞서 말한 심파에 의해 진기眞氣가 발생하는 이치는 단순히 기를 발생시킬 뿐만 아니라 마음의 차원에 따라 어떤 심파와 어떤 기가 발생되는가도 포함하고 있다. 사심私心의 파장은 사심의 기를 만들기 때문에 공심公心의 차원, 천지마음의 차원에 이르러야 한다. 천지기운과 같은 고도의 기운을 통해서만 자신의 몸 안에 있는 습習과 업業을 말끔히 씻어낼 수 있으며, 천지마음이 되지 않고는 천지기운과 교류할 수 없다. 따라서 진정으로 마음을 터득하여 혼이 성장하기 전에는 공심의 진기를 발생시킬 수 없고 공부가 완성될 수도 없는 것이다.

흔히들 결혼해서 자식을 낳고 부모가 되어야만 진정한 인생의 의미를 안다고들 한다. 그것은 아버지의 마음, 어머니의 마음을 아는 것을 말한다. 부모가 자식을 사랑하는 마음은 하늘과 땅이 인간을 사랑하는 마음과 같다. 그것은 하나의 작은 천지마음이다. '낳으실 때 괴로움 다 잊으시고 기르실 때 밤낮으로 애쓰는 마음, 진자리 마른자리 갈아 뉘시며 손발이 다 닳도록 고생하시네…….' 진리의 태아(진기)를 잉태한 후에는 이러한 부모의 마음으로 보다 정성껏 수련을 해야만 한다.

그러나 이러한 부모의 마음도 진정한 천지마음에는 아직 미치지 못한다. 부모는 자기 자식 귀한 줄은 알지만 차별 없이 남의 자식도 보살피지는 못한다. 그렇기 때문에 옆집에 누구네 아들딸이 잘 됐다고 하면 축하보다는 우리 아들딸도 잘 됐으면 하는 집착에 빠지게 되는 것이다. 진정한 천지마음은 자기 자신에만 집착하는 마음이 아니다. 천지는 두루 포용하지 않는 것이 없다. 악인이나 선인이나 부유한 사람이나 가난한 사람이나 건강한 사람이나 병약한 사람이나 같은 허공에 있는 기운을 마시고 산다. 태양은 악인, 선인, 부유한 사람, 가난한 사람, 건강한 사람, 병약한 사람을 가리지 않고 모두에게 빛을 내린다. 가정, 이웃, 사회, 국가, 인류, 우주를 가리지 않고 부모의 마음으로 사랑하고 아끼고 때론 채찍질도 할 줄 아는 마음이 진정한 천지마음이다.

깨달음과 능력도 중요하지만 그 이후가 더 중요하다. 세상으로 나오지 않고 혼자 산 속에 틀어박히자는 것은 완성된 자세라 할 수 없다. 깨달음이 없고 초능력이 없어도 혼자 산 속에 틀어박힐 수 있다. 그러나 능력을 가진 사람은 보통 사람이 할 수 없는 일을 할 수 있다.

능력은 자기 뜻에 의해서가 아니라 천지로부터 받는 것이다. 태어난 것은 반드시 죽음에 이르게 되듯이 능력은 때가 되면 사라질 수밖에 없다. 능력은 하늘이 인간에게 사명을 이루기 위해 쓰라고 내린 것이다.

〈삼일신고〉는 "오직 마음이 트이고 공적을 완수한 사람만이 하늘나라로 가서 하나님과 하나가 될 수 있다(性通功完者 朝 永得快樂)"라고 우리에게 하늘나라에 가는 길을 말해 준다. 〈삼일신고〉에서 말하듯이 성통性通만이 아니라 공완功完이 되어야만 천궁天宮에 갈 수 있다.

공완이 없는 성통은 불완전한 완성이다. 개인과 전체는 하나의 유기체이며 허공은 피하려 해도 피할 수 없고 인연은 끊으려 해봐야 허공 안에 있는 자신과 전체와의 관계는 부처님 손바닥 안의 손오공과 같다. 민족이 병들고 인류가 병들고 우주가 병들면 제 아무리 뛰어난 사람도 그 영향을 벗어나지 못한다. 따라서 사회가 완성되지 않고 민족이 완성되지 않고 인류가 완성되지 않고 우주가 완성되지 않고는 진정한 자신의 완성이란 있을 수 없다.

우리는 공완의 과정을 통해서 자기의 의식과 마음을 성장시켜야 한다. 불우한 이웃이 있으므로 인해 우리는 남에게 무언가를 베풀 수 있고, 그것은 자기 자신의 의식과 마음을 더 높은 단계로 진화시킬 수 있는 계기가 되는 것이다. 불완전한 세상은 우리의 의식과 마음이 성장할 수 있도록 하늘이 주신 기회이다.

제2장

단학이 제시하는 대안

단전호흡
지감수련
기 점검
기운풀이 수련
개혈수련
운기단법
운기단법 이후 수련
공완

과장된 수련, 무리한 호흡, 기의 역상 등
잘못된 선도 수련의 부작용을 극복하고,
자신의 몸에 맞는 수련법을 찾을 수 있는 방법을 제시한다.

오늘날 우리 사회의 모습은 조상으로부터 물려받은 본래의 정신을 잃어버린, 얼이 빠진 모습이다. 개인적으로는 정신적·육체적 건강을 상실하여 주인 정신이 아닌 이기심과 기회주의가 마음에 자리한다. 인간에게 주어진 본래의 건강을 상실하여 스트레스로 임맥이 막히고 심인성 질환에 시달리는 사람들이 대부분이다. 사회적으로는 화합과 타협, 협동 대신에 분열과 폭력, 투쟁이 난무하고 있다. 민족적으로는 우리의 얼을 잃고 외래 정신에 빠져 주체성을 상실하고 있다. 인류 차원에서는 환경오염과 지구온난화, 자연 파괴, 괴질, 인구 증가와 자원 고갈, 사상과 종교 분쟁 등 많은 문제에 시달리고 있다.

단학의 입장에서 바라보면 이는 경락이 막혀 수승화강水昇火降이 제대로 이루어지지 않아서 그렇다. 보다 근본적으로는 사랑과 자비의 마음, 천지마음이 아닌 질투와 시기심, 분노와 저주로 물든 주화입마走火入魔(58쪽 참조)에 빠졌기 때문이다.

앞에서 제기된 모든 문제들의 근본적이고 공통적인 원인은 마음이 바르지 못한 데에 있다. 따라서 서로 소통이 잘 되려면 각각의 개체가 먼저 마음을 열어야 한다. 개인과 개인, 단체와 단체 간에 의사소통이 잘 되고 민족의 얼이 바로 정립되어 각각의 민족과 국가가 내부의 문제를 해결하고, 나아가서 인류 문제를 해결하기 위해 민족과 민족, 국가와 국가가 서로 손을 잡을 때 위의 모든 문제들이 해결될 수 있다.

단학은 개인과 단체, 국가와 인류가 바른 마음을 회복하게 하여 앞에 제기된 문제를 해결하고자 이 시대에 탄생된 학문이다. 건강한 몸에 건전한 마음이 깃들듯이 개인의 몸이 건강을 회복할 때 마음 또한 건전해진다. 심인성 질환이나 스트레스로 임맥이 막힌 현대인의 건강을 위해서는 정신을 안정시키고 막힌 임맥을 뚫어 주어야 한다. 오늘날의 시대적 현실은 선도 수련이 개인과 사회, 민족과 인류의 문제를 해결해 줄 수 있는 그 무엇이 될 것을 요구한다. 그러나 앞서 1장에서 살펴보았듯이 오늘의 선도 문화는 그런 문제를 해결하기에는 역부족이며 오히려 선도 문화 자체가 많은 문제점을 안고 있는 것이 현실이다.

1장에서 기존의 단전호흡 및 선도 수련이 가지고 있는 문제점을 비판한 바 있다. 이러한 문제를 해결하기 위해서는 잘못된 선도 수련법의 부작용을 극복할 수 있도록 현대인에게 맞는 새로운 호흡법을 정리하고, 수련자가 자기의 수준을 점검하여 자신에게 맞는 수련법을 찾을 수 있는 구체적인 대안이 필요하다.

단학은 비판의 차원을 뛰어넘어 그러한 문제에 대안을 제시할 것이다. 2장에서는 단학의 입장에서 문제에 대한 해결 방법을 서술하고자 한다. 이는 지난 7년 간 단학선원에서의 실제 수련 지도 체험과 수련자의 체험, 임상 경험을 통해 얻은 결론, 한국인체과학회(현, 한국뇌과학연구원), 기학연구원, 특별기공실 등의 연구 결과를 토대로 한 것이다. 단전호흡과 지감수련, 기 점검과 기운풀이 및 개혈수련, 운기단법과 그 이후의 수련 단계인 공완의 중요성과 방법에 대한 내용으로 이루어질 것이다.

단전호흡

단전호흡은 단전에 의식을 집중한 상태에서 호흡을 통해 인체의 근원적인 기를 모으고 운기시키는 수련이다. 이러한 일반적인 단전호흡과는 달리 단학의 단전호흡은 명문命門호흡을 유도한다. 단전의 반대편 척추에 있는 혈자리인 명문으로 기운이 들어온다는 생각으로 호흡을 하는 것이다. 이때 코로 하는 호흡에 신경을 쓰지 않으며 배가 앞으로 나오고 들어감에 따라 호흡이 자연스럽게 따라오도록 한다. 그런데 실제로 초보자가 바로 명문으로부터 기운을 받아 호흡을 하는 것은 거의 불가능하다. 따라서 처음 시작할 때는 단전호흡이 외호흡의 차원에서 이루어진다.

사실상 호흡의 주된 목적은 단전의 강화와 단전에 터를 잡는 데에 있다. 대부분 임맥이 막혀 있는 사람이나 기가 잘 뜨는 사람은 우선 무엇보다도 단전 자리를 잡는 것이 필요하다. 사실 단순한 운동만으로도 열감은 발생한다. 하지만 집중을 하면서 운동을 하면 이때에 발생되는 열감을 바탕으로 열감이 일어나는 부위에 보다 집중을 할 수 있다. 또한 이러한 복부 운동은 복압력을 길러서 기를 모을 수 있는 터를 잡아주며 기를 모으는 힘을 길러준다. 또한 의식을 집중해서 내부의 정精을 활성화시켜 보다 쉽게 진기로 전환시킨다. 그 밖에도 복부 운동은 군살을 제거하고 숙변을 없애 주는 효과가 있다.

초보자가 처음에 집중을 하다 보면 차츰 아랫배에서 열감이 발생하게 된다. 이때 열감이 발생하는 부위 중에서도 보다 뜨거운 곳이 있으며, 그러한 것이 뭉치기도 하고 움직이기도 한다. 이러한 경우에는 열감이 발생하는 부위 중 보다 뜨거운 부위에 강하게 집중을 하는 것이 필요하다. 이때 원기, 정기, 진기 중 마음을 집중함으로써 발생하는 진기가 발생하는 것이다.

이때에 발생하는 기는 진기 중 가장 초기 단계인 정기이다. 복부 운동을 해서 피가 순환되면 원기 중 진기가 복부로 운반된 정기에 불을 댕기는 것이다. 복부 운동을 하게 되면 그 운동을 돕기 위해 피가 복부로 몰리게 되며, 복부의 근육과 살에 영양분인 정기가 공급된다. 심기혈정心氣血精[1]의 원리를 역으로 적용하면 반대로 피가 몰리는 곳에 열감이 발생하여 집중이 용이해지므로 기가 발생하기 쉽다.

진기 발생에 가장 중요한 것은 집중이다. 기는 마음에 의해 발생하

---

[1] 마음이 있는 곳에 기가 있고 기가 가는 곳에 피가 흐르고 피가 있는 곳에 정이 있다는 원리이다. 이를 역으로 하게 되면 정이 있는 곳에 피가 흐르고 기의 발생이 쉬워진다. 기가 발생되면 그 감각에 의해 마음의 집중이 쉬워진다.

므로 만약 복부 운동을 하지 않고 직접 단전 자리를 무심하게 일심一心으로 관觀할 수만 있다면 복부 운동이 없이도 진기는 충분히 발생한다. 그러나 직접 수련을 해보면 알 수 있지만, 초보자가 처음부터 바로 단전 자리를 관한다는 것은 사실상 거의 불가능하다. 초보자는 우선 집중력이 떨어지고 잡념이 잘 생기며 한 자세를 오랫동안 유지하지 못하고 시간의 흐름에 신경을 잘 빼앗긴다. 만약 집중이 되어 기적인 현상이 일어날지라도 이를 처리할 줄 몰라 당황하면 자연히 집중하기가 어렵다.

소설을 아주 좋아하는 사람은 소설을 읽다 보면 옆에서 떠드는 소리도 들리지 않는다. 물론 그 순간에도 자신의 호흡은 저절로 이루어진다. 이때 소설의 내용이 격하면 자신도 모르게 호흡이 격해질 것이고, 잔잔하고 숙연한 대목에서는 자연히 호흡이 고르게 가라앉게 될 것이다. 이와 같이 호흡은 마음 상태에 따라 영향을 받는다.

불편한 자세에서는 아무리 재미있는 소설이라도 잘 읽히지 않는다. 그러나 계속해서 읽다가 집중이 되면 그러한 조건에서도 위와 같은 현상이 일어나게 된다. 또한 분위기가 어수선한 곳에서는 비록 조용할지라도 책이 눈에 잘 들어오지 않는데, 이러한 경우에도 마찬가지로 책 속에 푹 빠지면 위와 같은 현상이 일어난다.

우리가 어떤 일에 몰두하게 되면 진기가 발생하고 단전에 터를 잡을 수 있게 된다. 따라서 복부 운동 역시 자신의 몸을 사랑하는 마음으로 흥미를 가지고 재미있게 해야 한다. 아랫배를 움직이면서 자신의 아랫배에서 일어나는 여러 가지 미묘한 변화, 자력감이나 열감, 충만한 느낌, 더 나아가서는 맑은 기운의 느낌, 기운의 움직임과 심장의 움직임의 변화, 장 속의 변화나 몸의 미묘한 떨림 등을 살피는 것은 아주 재미있는 일이다. 이렇게 재미있는 변화에 빠지다 보면 집중이 되지 않으려야 않을 수 없으며 이때에 호흡은 저절로 자연스럽게 이루어진다.

한 가지 주의할 것은 너무 지나치게 몸의 변화를 쫓아다녀서는 안 된다는 것이다. 차분히 몸의 변화를 관觀해야 한다. 기를 다스려야지 기에 끌려 다녀서는 안 된다. 초보자에게 중요한 것은 단전의 축기이므로 단전을 관하면서 단전에 의념을 두어야 한다. 그렇지 않고 기에 홀리면 오히려 수련을 하지 않는 것만도 못하다. 비록 기적인 현상이 신기하여 무엇인가 해보고 싶을지라도 급한 마음을 다스려 차분히 단전에 마음을 모으는 데 주력하는 것이 기를 좇아다니며 본래 목적을 잊은 상태로 수련하는 것보다 훨씬 빠른 정도正道이다.

우선은 책만 바라보는 것이다. 그러다 보면 책 내용에 재미를 붙이고 책에 푹 빠져서 책과 자신이 하나가 되어 머리 속에 책의 내용이 쏙쏙 들어오며 어머니가 옆에서 밥 먹으라고 외쳐도 그 말소리가 들리지 않는 것이다. 높은 수준에 이르려면 그 정도의 집중은 있어야 한다.

소설도 자꾸 봐야 재미를 알 듯, 호흡도 자꾸 해야 그 참맛을 알게 된다. 초보자는 우선 편안하게 누워 양손을 단전에 둔 자세에서 복부 운동식 호흡을 일주일에서 한 달 정도 해 주는 것이 좋다. 충분히 열감이 발생하고 집중이 되면 진기가 생겨나 집중력도 향상된다. 복부 운동도

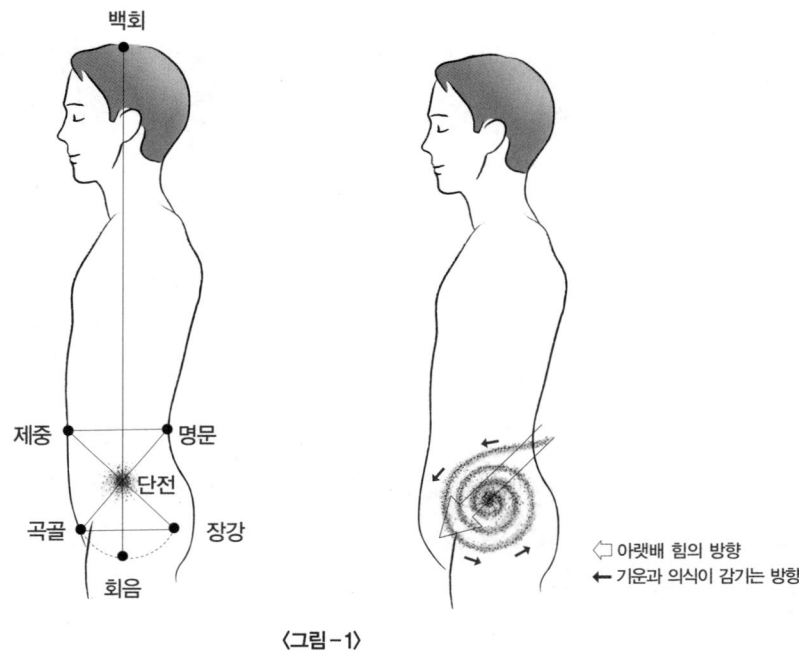

〈그림-1〉

보다 자연스럽고 부드러워지고 호흡의 길이도 서서히 늘어나게 된다.

이러한 원리를 모르고 취하던 자세가 지겹다고 억지로 자신에게 맞지 않는 어려운 자세를 취하는 것은 바람직한 방법이 아니다. 중요한 것은 집중력을 키우고 단전에 터를 잡는 데 있다. 호흡 시 취하는 자세(단학 행공)는 단계에 따라 목적과 효과가 다르므로 수련생은 경험이 있는 지도자와 상담을 하거나 점검을 받아서 자신에게 알맞은 자세를 결정하는 것이 가장 바람직하다.

복부 운동은 배를 밋밋하게 앞으로 쭉 내미는 운동이 아니다. 위의 〈그림-1〉과 같이 명문에서 단전 방향으로, 단전에 기운과 의식이 함께 가서 감긴다고 생각하면서 아랫배를 45도 아래 방향으로 여유 있게 내미는 운동을 하는 것이다. 배를 내밀 때는 너무 힘을 주지 말고 여유를 가지고, 기운이 한 번 감길 때마다 조금씩 자연적으로 부풀어 오른다는 생각으로 내민다. 이때 하늘의 기운이 자신의 명문을 통해서 들어와 단전의 활활 타오르는 용광로에 기운이 한 번 감길 때마다 조금씩 자연적으로 부풀어 오른다는 생각으로 내민다. 그리고 용광로에 기운이 차곡차곡 쌓이는 것을 상상하면 된다. 내쉴 때는 단전에서 명문으로 한 번에 기운이 빠져 나간다고 생각하면서 나와 있던 아랫배를 등 쪽으로 당긴다.

이 단계에서는 아직 실제 명문으로 기운이 들어와 단전에 감기는 것은 아니다. 하지만 명문으로 기운이 들어와 단전에 감기는 의념을 통해 축기의 원리를 자신의 뇌 속에 입력시킬 수 있다. 그 효과는 일종의 자기 최면 현상과도 같다. 최면술 실험에서 피시술자가 최면에 걸린 상태에서는 시술자가 어떤 물체가 사라졌다고 이야기하면 피시술자는 실제로 그 물체를 볼 수 없다. 또 시술자는 피시술자 몸의 일부에 통증을 주거나 감각을 느끼지 못하도록 마취 상태에 들어가게 할 수도 있다. 실제로 자신의 몸의 일부가 따뜻하다는 암시를 걸면 피부의 온도가 1도에서 1.5도 가량 상승한다.[2]

이러한 암시를 통해 믿음이 신념으로 바뀌면 마음의 힘이 더욱 강해지고 실제로 진기가 발생하여 몸 안의 기운을 정화시킬 수 있다. 마음을 집중하는 법은 이렇게 매일 연습을 해두어야 한다. 그렇지 않고 갑자기 의념을 두고 호흡을 하려고 시도하는 것은 우물가에서 숭늉 찾는 것과 같다. 마음을 집중하는 연습 없이 아무리 배만 움직이는 수련을 해봐야 정기를 중기로 바꿀 수는 없다.

단전호흡(외호흡)은 단전의 터 잡기와 강화뿐만이 아니라 단전과 명문에 의념을 두는 연습, 즉 실제로 단전과 명문이 살아났을 때 천지기운을 받아들일 준비를 하는 집중 훈련을 함께 할 수 있는 일석이조의 방법이다. 주의할 점은 마음을 씀에 있어서 잘못된 마음에서 나오는 잘못된 믿음은 잘못된 기운을 발생시키므로 오히려 그러한 기운에 의해 자신이 해를 당할 수 있다는 것이다.

초보자는 차분히 욕심을 내지 않고 집중 훈련을 하는 것이 좋다. 자연스러운 수련을 꾸준히 하다 보면 수련이 어느 정도 단계에 이르러 적절한 시기가 되었을 때, 실제로 명문이 살아나 열리게 된다.

이 단전호흡 단계에서 발생되는 진기의 수준은 원기元氣, 정기精氣, 진기眞氣 중에서 정기의 초기 단계이다. 즉 몸속의 원기 중의 진기가 복부 근육의 정기와 혈액을 타고 운반되어온 정기에 불을 댕기는 것이다. 사람이 자기 힘으로 운동을 하려면 당연히 운동하고자 하는 신체의 부

---

2) 인간의 의지는 말초로부터 감각 자극을 받아들이느냐 받아들이지 않느냐, 또는 받아들인다면 어느 정도로 할 것인가를 조절할 수 있다. 인간의 말단 감각 기관으로부터 대뇌에 이르기까지의 경로에는 신경 섬유의 중계점, 즉 시냅스가 있는데, 대뇌로 향하는 감각의 자극은 그 중계점에서 체크되고 그러한 자극들 중에서 적절하다고 인정된 자극만이 대뇌에 이르러서 여러 가지 감각을 준다. 예를 들어 차가운 물이지만 뜨거운 물이라고 생각하며 손가락을 넣었을 때, 한순간 뜨겁게 느껴지는 것은 시냅스가 그 의지에 의해 영향을 받기 때문이다. 《초능력자 최면술》153쪽, 서림문화사)

위에 마음을 주지 않을 수 없다. 복부 운동은 이렇게 운동을 할 때 최소한의 마음과 정기가 집중되는 것을 이용하여 진기 중의 정기를 발생시키는 것이다.

몸의 이완과 교정을 위한 도인체조와 장운동, 임맥 지압 등은 초보자가 단전호흡을 보다 효율적으로 하는 데 도움이 된다.

주화입마

기 수련의 부작용은 대부분 사소한 것이나 부작용이 심해질 경우에 따라서는 폐인이 되는 경우도 있다. 이러한 최악의 작용이 바로 주화입마 走火入魔이다.

주화입마는 다시 주화와 입마로 나눌 수 있다. 주화는 기운이 순행하지 않고 역행하여 생기는 현상, 즉 심心의 불기운이 중단전 이상, 상단전으로 흘러버리는 현상이다. 예를 들어 남을 시기하고 미워하는 마음, 저주하는 마음에 의해서 임맥이 막히게 되면, 임맥을 타고 내려가야 될 기운이 흐르다 막히게 되어 거꾸로 위로 흘러버리게 된다. 대표적인 예로는 진동과 같은 현상이 일어났을 때 이를 무리하게 계속 추구하여 기에 받히는 경우를 들 수 있다.

본시 기운을 돌릴 때의 기는 무화無火[3], 즉 욕망이나 관념을 벗어난 정신 상태에 이르렀을 때의 기운이다. 결국 주화의 근본적 원인은 마음 공부가 부족한 데 있다.

주화 현상의 응급조치에는 신체의 외부로 주의를 돌리는 것, 입으로 숨을 내쉬어서 화기를 가라앉히는 것 등이 있다. 또한 단전을 강화시켜 기운이 함부로 달아나지 못하게 해야 한다. 단전의 구심력이 강해지면 기운이 함부로 역상되거나 이탈하는 현상이 나타나지 않는다. 그러나 근본적인 원인은 마음에 있으므로 마음을 다스리기 위해 지도자와 상담을 하는 것이 필요하다.

입마는 주화가 더욱 심해지면서 나타나는 현상이다. 주화가 이미 되어버린 상태에서 더욱 강한 자극(시기하고 미워하는 마음, 질투하고 저주하는 마음)이 일어나면 그 순간 주화로 인해 꽉 차 있던 가슴의 화기가 뇌 속으로 쏟아져 들어가면서 마魔를 부르게 된다. 수련을 너무 무리하게 해도 입마 현상이 발생할 수 있다. 기운은 자연 법칙에 따라 무리가 없이 운행되어야 한다. 그러나 어떤 수련자의 경우는 의념을 제멋대로 이용하여 기의 운행을 이끌고 경락을 무리하게 뚫어 심각한 부작용을 일으키기도 한다.

기가 상승하여 머리 뒤를 지날 때에 졸음이 오면서 피곤해지는 현상이 나타나는 경우가 있다. 이런 현상은 뜨거운 기운이 바로 머리로 들어가면서 골치가 아프고 머리가 멍해지는 현상이다. 본래 기운은 등을 지나 목으로 가면서 조금씩 식어서 실제로 머리 뒤에 이르렀을 때 시원한

---

3) 바람(風)이라는 것은 호흡하는 숨이며, 불(火)이라는 것은 뜻(意)인데, 잘못된 의념을 가지고 불을 붙일 경우 진화眞火가 생기지 않는다. 진화만이 참된 진리의 씨앗이 생길 수 있다. 무화의 불이 없다함은 욕화慾火가 없어야 한다는 것을 말한다. 잘못된 욕망이나 무리한 수련의 추구는 잘못된 불을 일으키며 이것이 걷잡을 수 없이 일어나 자신의 의지를 벗어나게 되면 결국 기운을 다스리는 것이 아니라 기운에 끌려가게 되는 것이다.

느낌을 주어야 한다. 이상과 같은 현상은 무리하게 기운을 끌고 나가기 때문에 충분히 성숙하지 않은 기운을 뇌로 보내면서 나타나는 현상이다.

머리가 맑은 상태에서도 때로는 현상의 유혹에 끌려가기 쉽다. 하물며 머리가 맑지 않은 상태에서 어떤 현상이 나타나면 자연히 현상에 끌려 마에 빠지게 되는 것이다. 기운이 역상되었을 때에도 머리가 혼미한 상태에서 현상이 나타나면 이를 다스리지 못하므로 마에 빠지게 된다.

입마의 상태에서는 온갖 허깨비가 나타난다. 자신이 신봉하는 종교의 신이나 성자가 나타난다든지, 계시의 목소리가 들린다든지 하는 현상이 바로 그것이다. 이는 사실 수련을 통해 자신의 잠재의식 속으로 들어가면서 나타나는 현상이지 실제로 그러한 신이나 성자를 보고, 계시의 목소리를 듣는 것이 아니다. 신이 내려와 천서天書나 계시를 내려 순식간에 수련의 목적을 이룩해 주겠다든지 하는 것은 모두 자신의 잡념과 욕망에서 비롯된 허상이다. 이 경우 "부처가 나오면 부처를, 조사祖師(어떤 학파나 종파를 처음 세운 사람)가 나오면 조사를 베어야 한다(滅佛滅祖)"는 말처럼 현상에 끌려가지 말고 자신을 지켜야 한다. 자신의 관념에 빠져 그것이 자신이 만들어 낸 허상임에도 불구하고 믿거나 따르게 되면 결국 관념에서 헤어나지 못하고 정신병자가 되어버리는 것이다.

그러나 이미 입마의 상태에서는 자신을 통제하기 힘들게 되므로 대부분 이에 끌려가는 것이 보통이다. 무리한 시도 자체가 이미 욕심을 내포하므로 현상의 유혹이라는 미끼를 덜컥 물게 되어 있다. 따라서 기초부터 차근차근 수련하는 것이 바른 길이다.

  투시가 되고 영적인 음성이 들리면 사람들은 신통력을 얻은 것으로 착각하기도 한다. 접신이 되었을 경우에는 그러한 능력이 실제와 부합되기도 한다. 그러나 그 능력은 결코 바른 수련을 통해 나타나는 도력과는 다르다. 이러한 현상은 기운을 운용하는 것이 아니라 기운에 지배당하는 것이다. 보통 접신된 신은 한을 품거나 사심을 가진 귀신이 대부분이며 이러한 귀신의 부림을 당할 때는 잘못된 길을 걷게 되는 것은 불을 보듯 훤하다. 욕심과 사심은 인과응보의 법칙을 벗어나지 못한다. 사람을 현혹하는 무당이나 사이비 교주의 경우는 잘못된 신통력을 자신의 욕망 충족을 위해 사용한다. 그러므로 그 결과는 결코 좋을 리가 없다.

  보다 넓은 차원에서 볼 때 이러한 주화와 입마의 현상은 수련을 하지 않는 사람이나 각종 단체, 사회, 국가, 나아가서는 인류에까지 적용될 수 있다. 사실 살아있는 사람이면 누구나 기운에 의해 움직이며 살아가고 있다. 주화란 기운을 다스리지 못하고 기운에 끌려 다니는 것인데, 자신의 감정을 다스리지 못하고 주체성 없이 남의 선동이나 선전에 이끌려 다니는 것도 넓은 의미에서 주화라 볼 수 있다. 또한 정신착란 증세나 비현실적이고 과격한 망상 등을 품는 것은 입마 현상이라 할 수 있다.

  요즘 사회 문제가 되는 사건들, 예를 들어 자동차를 몰아 죄 없는 어린이들을 살상한 사건, 공중전화 박스에서 전화를 오래 건다고 그 사람을 찔러 죽이는 사건, 초등생에 대한 폭행, 강간 행위 등은 모두 자기 기운을 다스리지 못하는 주화 현상의 일종이라 할 수 있다.

대부분의 살인범, 흉악범들에게 범죄를 저지르게 된 상황에 대하여 물어보게 되면 대부분 계획적으로 죽인 것보다는 돌발적인 충동에 의한 살인이 많다. 이러한 경우는 가슴 속에 불만이 응어리진 불기운이 어떤 계기를 통해 폭발하여 기운이 뇌로 들어가 순간적으로 미쳐버리면서 살인이나 폭력을 저지르게 된 것이라 할 수 있다. 이러한 주화의 문제는 결코 사회적인 격리 수용만으로는 그 근본적인 원인이 해결될 수 없다. 문제의 근본 원인은 기운을 다스리지 못하는 데 있으므로, 그들이 자신의 기운을 다스릴 수 있도록 도울 수 있는 그 무엇이 필요하다.

입마에 빠진 자의 예로는 역사상 히틀러와 같은 독재자를 들 수 있다. 히틀러는 유태인들을 자신의 한과 저주의 대상으로 적대시하였고, 자신의 야망을 달성하기 위해 많은 유대인을 학살하게 하였다. 또한 독일 민족이 세계를 지배한다는 주장으로 제2차 세계대전을 일으켜 많은 사람들에게 전쟁이라는 큰 재앙을 안겨 주었다.

이러한 인물들은 자기 자신을 구원자나 역사적 사명자와 같은 매우 특별한 인물로 착각하고 선동이나 선전을 통해 많은 사람들을 현혹하는 데 놀라운 능력을 발휘한다. 나치당을 구성하여 2차 대전을 일으켜 패망할 때까지 히틀러는 실제로 엄청난 선동과 선전 능력을 발휘하였다.

또 다른 주화입마에 빠진 인물로는 스탈린을 들 수 있다. 그의 목소리는 마치 쇳소리가 나는 것과 같았다. 그가 대중에게 연설을 할 때에는 아주 강렬한 분위기를 연출하였는데, 예를 들어 자신을 똑바로 볼 수 없도록 뒤에서 헤드라이트를 쫙 비추는 등의 행위가 바로 그러한 것이다.

이러한 스탈린의 행위를 가지고 사람들은 스탈린이 집단 최면을 걸었다고 말한다. 그도 자기 사욕을 위해 많은 사람들을 무자비하게 죽였다.

공산주의 이론을 창시한 학자 칼 막스, 세계 최대의 제국을 건설한 정복자 칭기즈칸도 주화입마에 걸린 자의 대표적인 예이다. 이러한 사람들의 공통적인 특징은 어릴 때 고생을 하여 지독한 한恨과 미움을 갖게 되었다는 것이다.

이렇게 주화입마에 걸린 자들의 공통적인 주장 가운데 하나는 자신의 무리는 절대 선이고 나머지는 모두 악이라고 하는 것이다. 히틀러는 독일 민족만이 가장 우수한 민족으로 이 세상을 지배해야 하며 나머지 유태나 슬라브 민족은 어떻게 되어도 좋다는 식의 주장을 폈다. 공산주의는 가진 자와 못 가진 자를 나누어, 가진 자는 못 가진 자의 혁명에 의해 모두 사라져야 된다는 극단적인 논리로 역사상 많은 피의 숙청을 벌였다. 칭기즈칸 같은 정복자는 자기 민족, 자기 국가의 이기적인 목적을 위해 다른 민족을 약탈하고 지배하였다.

실제로 마魔도 마력이라는 힘을 가지고 있다. 그런데 이러한 마력은 저주와 한이 크면 클수록 크게 자라며 결국 마에 의한 힘은 세상에 저주와 한을 더욱 강하게 심어 주게 될 뿐이다. 마의 힘을 통해서도 출세할 수 있고, 병이 나으며, 자식도 낳게 할 수 있다. 그러나 마의 힘은 악한 사람을 선하게 변화시킬 수 없다. 오히려 선한 사람마저 악하게 만들어 버린다. 그리하여 세상을 질투와 저주, 시기와 미움에 빠지게 하여 멸망의 길로 이끄는 것이다. 히틀러는 유태인에 대한 저주와 한이 커갈수록 그의 능력이 커졌고, 그의 능력이 커지면 커질수록 많은 사람들은 그의 저주와 한에 의해 희생당해야만 했다. 마의 능력을 통해서는 결코 인류를 구원할 수 없다.

외래의 문물과 정신에 의해 우리 본래의 것을 잃고 갈팡질팡하는 오늘의 개인, 사회, 민족, 국가의 모습 또한 주화입마에 빠진 모습이라 할 수 있다. 우리는 생활 속에서 서양식 문물과 정신을 무비판적으로 수용하여 전문화, 개인화만을 지나치게 추구하다 보니 통합, 조절하는 기능을 상실하였다. 그 결과 양심보다는 이득, 과정보다는 결과를 중시하는 사고방식이 팽배하여 서로 간에 돕는 마음을 상실하고 개인, 가정, 사회, 민족, 국가의 균형이 깨져 많은 갈등과 분노를 낳게 되었다.

양심이 있고 철학이 있는 사람, 참으로 자기 일을 열심히 하는 사람이 출세하는 것이 아니라 아부나 잘하고 남을 헐뜯는 사람이 출세한다면 남을 위해 베풀고, 세상에 봉사하며 스스로 기술을 개발하여 경쟁력을 통해 이기려는 사람이 아니라 자기만 알고 남에게는 인정사정없고 자연이야 어찌되건 공해 물질을 몰래 마구 배출하고, 남이 노력하여 개발한 기술을 훔치고, 근로자의 임금을 한 푼이라도 더 깎아서 돈 벌려는 사람이 더 부자가 된다면 이것은 분명 이치대로 돌아가는 수승화강이 된 사회가 아니라 기운이 거꾸로 도는 주화입마가 된 사회이다.

불만과 시기, 질투, 저주, 미워하는 마음으로 인해 개인, 사회, 민족, 국가는 각기 자신의 통제 기능을 상실하게 되었다. 또한 망상에 빠져 분수에 맞지 않는 과소비, 사치병에 걸리게 되었고, 일에 대한 정당한 대가를 바라기 보다는 어떻게든 쉽게 벌어서 남들 위에 군림하려는 병적인 생각이 만연하게 되었다.

양심을 상실하여 누구 하나 책임을 제대로 지려는 사람이 없다. 과거 일제에 희생당한 정신대에 대하여 분개하면서도 지금 현재에도 돈을 벌자고 일본으로 건너가고 있는 우리나라의 여성들을 지켜주지 못하고 있다. 그러면서 한편으로는 섹스 관광이다 해서 돈으로 개발도상국가의 여성들을 유린하러 여행을 떠나는 사람들도 있다. 선진 국민의 의식 수준에 맞는 행동은 하지 않고 생각만으로 선진국을 꿈꾸며 잘사는 나라의 국민인 것처럼 돈이나 펑펑 쓰는 잘못된 정신들, 이러한 정신들은 모두 주화입마에 빠진 정신들이다.

오늘날 물론 전부가 그러한 것은 아니나 우리나라에 있는 대부분의 종교 단체들은 이러한 주화입마에 빠진 사람들을 구원하는 것이 아니라 오히려 같이 주화입마에 빠져 돌아가고 있다. 자기 종교만 옳고 타종교는 모두 악의 무리라고 부르짖는 것은, 히틀러의 독일 민족만이 세상을 지배해야 한다는 논리나 다름이 없다.

내 민족을 사랑하면 남의 민족도 사랑하고 내 종교 귀하면 남의 종교도 귀한 것이 참사랑이지, 남의 종교를 믿는 사람은 모두 지옥 간다고 저주하는 것은 큰 도에서 우러나오는 마음이 아닌 주화입마에 빠진 자의 유치한 발상이다. 또 그렇다고 자기가 신봉하는 종교를 가지고 제대로 사람들을 구원하는 것도 아니다. 자기 종교를 믿는 사람의 비위나 맞추고 있다.

요즘 정치가 확고한 철학 없이 여론의 비위나 맞추고 있는 것이 현실이다. 어떻게 해서 번 돈이든 상관하지 않고 기부금을 받아들인다. 한 예를 들어 고리대금을 놓아 남의 피눈물을 짜내며 번 돈으로 헌금 좀 많이 한다고 그런 사람을 높은 자리에 앉히고 그런 사람의 입김에 의해 움직이는 종교 단체는 현대판 면죄부를 파는 타락한 단체이다.
　그러면 왜 주화입마에 빠진 자들이나 종교 단체가 오히려 이 세상에서 더 판을 치는가? 그 이유는 크게 두 가지로 볼 수 있다.
　첫째, 주화입마가 된 자들은 개인의 이기심이라는 약점을 교묘하게 파고드는 달콤한 말과 강한 능력으로 대중들을 현혹한다. 마음을 비우지 않은 사람은 누구나 남들보다 자기가 조금이라도 더 대우받고 싶어 하고, 남이 갖지 못한 그 무엇을 소유하려고 한다. 그렇기 때문에 모든 사람을 구원하는 법이나 모든 인류를 구원하는 사상보다는 나 혹은 확대된 나인 우리 단체만 구원하는 법, 우리 민족, 우리 국가만 잘 살리는 사상이 인기가 있을 수밖에 없다. 그리고 그들은 저주와 미움을 통해 얻은 마의 강력한 힘으로 실제로 대중에게 강력한 인상을 심는다. 그러나 사회, 민족, 국가, 인류가 멸망하면 나도 존재할 수 없다. 주화입마에 빠진 정신은 그 강력한 힘과 달콤한 말로써 사람들을 유혹하지만 그들의 법은 결국 모두를 파멸로 이끈다.
　둘째, 이 세상이 너무나도 많은 저주와 질투, 시기심과 증오심에 빠져서 돌아가고 있기 때문에 그러한 흐름에 동참하는 것이 흐름을 거역하고 자기를 지켜나가는 것보다 오히려 편하게 느껴질 수 있기 때문이다.

잘못된 세상에서 출세하려면 같이 잘못을 저질러야 한다. 경쟁에서 이기려면 남을 사랑하는 선한 마음이 아닌 어떻게든 남을 앞서려는 경쟁심이 필요하다. 오늘의 교육은 교육 실적만을 올리기 위해 명문 학교에 많이 보내고 성적을 올리기 위해 열을 내고 있다. 때문에 많은 학생들에게 사랑과 자비의 마음이 아닌 경쟁의 마음을 불어 넣고 있으며 이러한 경쟁심이 지나치게 되면 남을 미워하고 저주하며 세상을 부정적으로 보게 될 것이라는 것은 당연한 이치이다. 요즘 청소년 문제라든지 여러 가지 사회 문제는 그 원인이 다른 곳에 있는 것이 아니라 교육에 있다. 교육 자체가 경쟁심을 불어 넣어 이에 반발하는 문제 학생을 만드는 것이고, 사회 자체가 그렇게 돌아가기 때문에 이에 저항하게 만드는 것이다.

개인적으로 출세하기 위해서는 잘못된 흐름에 동참하는 것이 쉬울지도 모른다. 그러나 그것은 자기 자신의 의식을 바꾸고 더 나아가 자기 자신을 영적으로 구원할 수는 없다. 사람은 누구나 결국 빈손으로 돌아가게 되어 있다. 그래서 출세한 사람들도 결국 종교에 귀의하게 되는 경우가 많다. 그러나 주화입마에 빠진 사람이 마음을 비우지 못하고, 사심으로 가득 찬 사람이 현금 내서 천당 가고 극락 가기를 바라는 것은 참으로 어리석은 일이다. 콩 심은 데 콩 나고 팥 심은 데 팥 나며, 돌을 갈아서는 거울을 만들 수 없는 것이다. 때문에 부자가 하늘나라 가는 것은 낙타가 바늘구멍을 지나가는 것보다 어렵다고 하였다. 물론 정당하게 땀을 흘려서 돈을 번 것이 아니라 양심을 속여 가며 잘못된 흐름에 동참하여 돈을 번 부자를 말한다. 진정한 인생의 의미를 찾으려면 마음을 비우고 주화입마된 기운을 돌이켜 수승화강의 기운으로 바꾸어야 한다.

 현재 우리 사회, 민족, 국가는 너무나 심각한 병에 걸려 있다. 이러한 상태에서 주화입마의 문제를 해결하기 위해서는 우선 개인이라는 세포를 살리고, 살아난 세포들이 전체의 조화와 균형을 위해 살려나가는 것이 바른 길이라 할 수 있다. 이를 위해 단학은 개인의 마음과 몸의 건강을 회복하기 위한 방법으로 운기단법을 제시하는 것이다.

지감수련

선도 수련은 몸과 마음이 이완된 상태에서 이루어질 때 가장 이상적이라고 할 수 있다. 몸 풀기 도인체조가 몸을 이완시킨다면 지감止感수련은 정신의 이완과 나아가서는 감각 조절 훈련을 하는 수련법이다.

지감수련은 동적인 움직임이 아닌 정적인 상태에서 고도의 집중을 하여 진기를 느끼는 방법이다. 지감수련을 하면 우리 몸을 움직이지 않고도 충분히 이완된 상태에서 집중을 통해 열이 나는 실제의 현상이 나타난다. 이러한 실제적 현상을 통해 수련자는 기에 대한 믿음을 보다 확실히 할 수 있다.

기를 모으려면 우선 기가 무엇인지 알고 느낄 수 있어야 한다. 호랑이가 어떻게 생긴 동물인지 모르면서 호랑이 사냥을 나갈 수는 없다. 비록 복부 운동을 통해 어느 정도의 열감을 느끼더라도 아직 기의 존재에 대해 확실한 믿음이 없는 초보자로서는 그것이 진기에 의한 것인지, 단지 운동에 의해 생기는 것인지에 대한 의심이 들 수밖에 없다.

진기를 발생시키기 위해서는 진기에 대한 믿음이 필요하다. 진기에 대한 믿음을 갖기 위해서는 기운이 무엇인지 직접 느낄 수 있어야 한다. 진기는 마음을 집중함으로써 심파에 의해 생겨나는 이차적인 기이므로 기에 대한 확실한 신념 없이는 발생하지 않는다. 또한 기를 느낄 수 있어야 비로소 마음으로 기를 원하는 곳으로 끌고 갈 수 있고, 기가 원하는 곳에 모이고 흩어지고 역상하는 것을 알 수 있다.

수련하는 사람은 모든 것을 정성을 통해 터득하는 것이 매우 중요하다. 자신의 노력을 통해 얻은 돈 천 원은 매우 소중하다. 그러나 길거리에서 우연히 주운 돈 만 원은 소중함이 제대로 느껴지지 않는다. 누구나 소중한 돈은 쉽게 써 버리지 않으나 노력 없이 주운 돈은 쉽게 써 버리게 된다. 귀한 것을 귀하게 받아들일 줄 아는 사람만이 귀한 것을 제대로 간직할 수 있다. 귀하게 여기는 사람과 그렇지 않은 사람의 차이는 비록 그 처음 시작에서는 작더라도 나중에는 하늘과 땅 차이로 벌어진다.

기운을 터득하더라도 이를 자기의 것으로 소화시키지 못하고 남에게 자랑하는 데에만 급급한 사람들이 있다. 감동을 느끼더라도 가식적이거나 자기 자신의 의식에만 빠진 사람은 스스로 감동을 음미할 줄 모르고 자신의 감동을 남에게 이야기하기에만 바쁠 것이다. 정서적으로 덜 성숙한 사람들은 자신의 체험을 스스로 받아들여 소화하지 못하고 자신을 남과 비교한다. 남에게 자신에 대한 말을 하며 남이 자신을 인정해 주길 바라고, 자신이 남보다 위에 서야만 스스로의 빈 가슴을 채울 수 있다. 그러나 그것들이 결코 자신의 문제를 근본적으로 또는 궁극적으로 해결해 줄 수는 없다. 문제의 해결에 있어서 인간은 혼자이며 결국 자기 스스로 문제를 해결해야 한다.

구멍 난 항아리에 아무리 물을 부어봤자 소용이 없다. 먼저 구멍부터 막고 물을 부어야 비로소 물이 가득 찬 항아리를 만들 수 있듯이 기를 느끼기 위해서는 믿음과 기다림이 필요하다. 그 느낌을 제대로 승화시켜 자신의 마음을 변화시키기 위해서는 고마움을 느낄 줄 아는 정성과 자기 안에서 스스로 의미를 찾을 수 있는 성찰이 필요하다.

그러면 구체적으로 지감수련에 대해서 예를 하나 들어보자. 지감수련 중에 손에 지감하는 방법이 있다. 지감수련을 보통 손에서 하는 이유는 손이 다른 부위에 비해 감각이 예민하고 집중이 잘 되어 신체의 다른 부위에 비해 진기가 쉽게 발생하기 때문이다.

사람의 손에는 온갖 경락이 모여 있고, 손 지감은 온몸의 경락에 영향을 미치게 된다. 장심掌心에 기가 집중되면서 그 기운이 조금씩 정화되면 보다 고도화된 진기가 발생한다. 이렇게 발생한 진기는 세포를 살리고 감각 또한 더욱 예민하게 해 준다. 손 지감이 보다 발전하면 신체 각 부위의 지감이나 몸 전체를 통한 지감으로 지감의 범위가 확대되며, 느낌도 자력감이나 압력감에서 열감과 맑은 기운에 둘러싸인 느낌 등으로 깊고 다양해진다.

작은 기운에도 감사하고 정성들이는 마음을 통해 손에서 느낀 기 감각을 그대로 복부로 옮겨서 단전에 기를 모으는 과정이 바로 축기의 과정이다. 외단전인 장심에 열감을 발생시킨 후 내단전인 하단전에 마음을 집중하여 열감이 발생하면, 이제부터는 축기가 어느 정도 가능한 단계라고 할 수 있다.

지감수련을 통해 발생하는 기는 집중에 의해 발생하는 기초적인 복부 운동 단계의 정기보다 조금 향상된 정기이다. 이때부터 정기를 본격적으로 발생시켜서 단전에 기운을 느끼면서 축기를 할 수 있다.

초보자의 경우 단전에서 바로 진기를 단련시키기에는 감각이 둔한 것이 보통이다. 왜냐하면 평상시에 배에다가 마음을 두고 사는 사람이 없다 보니 당연히 배에 있는 피부는 감각이 상당히 둔할 수밖에 없다.

인체에는 3개의 내단전內丹田과 4개의 외단전外丹田이 있다.[4] 단학에서는 기를 단련함에 있어서 감각이 둔한 내단전에서 시작하는 대신 감각이 예민한 손에서 시작한다. 손은 인체의 온갖 경락들이 지나가고 있어[5] 손에 마음을 모아 집중하면 진기가 발생하고, 자력이 형성되며 진동이 일어난다. 손에서 일어난 진동은 폐경肺經, 소장경小腸經, 심포경心包經,

---

[4] 상단전上丹田, 중단전中丹田, 하단전下丹田, 양손 장심掌心과 양발 용천湧泉.

[5] 손을 지나는 경락의 모습은 그림과 같다.

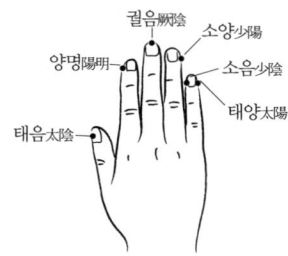

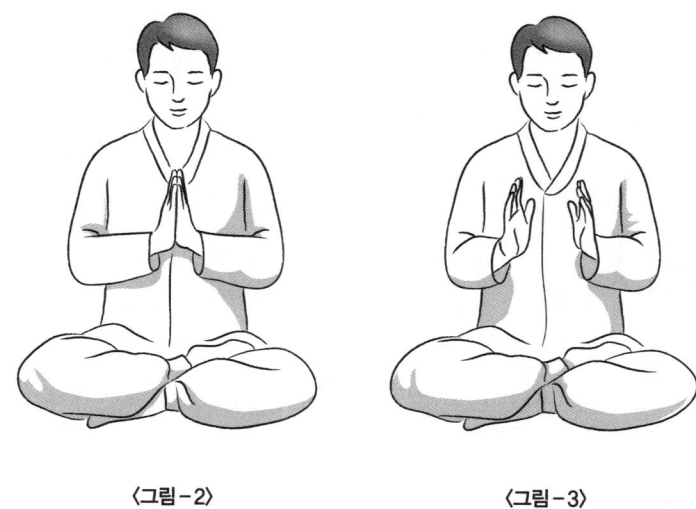

<그림-2>　　　　　　　　<그림-3>

대장경大腸經으로 흘러가면서 결국 전신의 진동으로 바뀐다.

　이렇게 손으로 하는 외호흡을 단학에서는 장심호흡이라고 한다. 장심에 집중하여 진기를 발생시킴으로써 기를 터득하는 것에 그 목적이 있으며, 호흡은 자연스럽게 되어지는 대로 맡기면 된다. 대부분의 사람들은 기에 대한 확신이 없거나 있더라도 관념적인 경우가 대부분인데, 이러한 장심 호흡법은 직접 기를 느끼게 함으로써 수련자가 기를 터득하도록 유도한다.

　<그림-2>와 같이 반가부좌나 편한 자세로 앉아서 두 손을 합장하고 손에 집중한다. 손에는 심장으로부터 나온 피가 혈관을 통해 흐르고 있다. 심장의 박동을 따라 손바닥에 혈관이 움직이는 것을 느껴본다. 손바닥에 있는 혈관을 통해 피가 흐르는 것을 느낄 정도로 손에 집중이 되면 능히

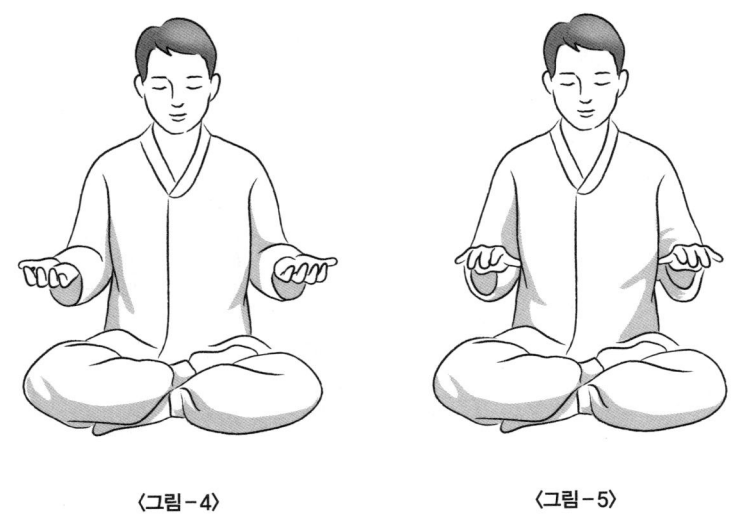

〈그림-4〉   〈그림-5〉

진기가 발생되어 손에 열감을 느낄 수 있다.

　이번에는 〈그림-3〉과 같이 합장한 손을 약 5센티미터 가량 떼어서 손의 힘을 빼고 손바닥에 마음을 모은다. 짜릿한 느낌이나 자력이 서로 끌고 당기는 압력, 바람이 와서 부딪치는 듯한 느낌, 열감 등을 느낄 수 있을 것이다. 숨을 들이마시면서 양손을 서서히 벌리고 숨을 내쉬면서 모은다. 힘을 빼고 서서히, 자연스럽게 하는 것이 중요하다. 방금 전과는 다른 새로운 감각이 있을 것이다. 집중이 잘 되면 굳이 호흡에 맞추어서 할 필요가 없다. 그냥 손이 움직이는 대로 내버려두고, 호흡도 의식하지 말고 자연스럽게 하면서 계속해서 손에 집중을 한다. 이런 상태에서 단무丹舞도 나오고, 단공丹功도 나온다.

　이번에는 우선 박수를 한 번 크게 치고 손을 흔들고, 다시 박수를 세

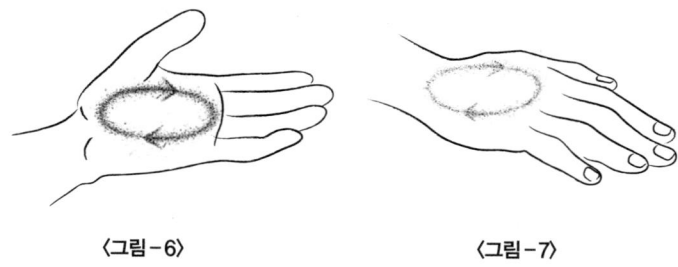

〈그림-6〉   〈그림-7〉

번 치고 손을 흔들어본다. 우리나라 전통 무술인 수벽치기에도 이렇게 박수를 치는 동작이 있는데, 박수를 치는 동작을 통해서 수련자는 손바닥의 감각을 살리고 경락으로 기를 보다 원활히 흐르게 할 수 있다.

손바닥을 느껴본다. 보다 색다른 감각이 들 것이다. 〈그림-4〉와 같이 손바닥을 하늘로 향하였을 때와 〈그림-5〉와 같이 땅으로 향했을 때의 감각이 다르게 느껴질 정도 되어야 한다. 이번에는 〈그림-6〉과 같이 손바닥을 하늘로 향한 상태로 손바닥의 기운이 시계 방향으로 돈다고 느껴 본다. 마음이 가는 곳에 기가 흐른다. 마음을 돌리면 기도 따라 돌게 되어 있다. 반대로 〈그림-7〉과같이 손바닥이 아닌 손등으로 기를 한 번 돌려본다. 적어도 이 정도는 느낄 수 있어야 나중에 내호흡도 제대로 하고 운기運氣도 할 수 있다.

지감止感은 처음에는 열감을 느끼는 데서 시작하지만 나중에 수련이 더 진척되면 혈관에서 피가 흐르고, 다시 모세 혈관에 피가 흐르는 게 느껴진다. 높은 단계에 이르면 세포 하나하나가 천지기운에 의해 모두 바뀌는 것이다.

기 점검

현대인의 대부분은 건강에 문제가 있으며, 특히 임맥이 막힌 사람이 대부분이다. 건강을 목적으로 수련을 하는 경우 수련을 통해서 건강을 되찾을 수 있다. 건강의 차원을 넘어서 수련을 하려고 해도 수련에 방해가 되거나 혹은 수련을 하기에 곤란할 정도로 현재의 건강 상태가 나쁜 경우도 있다. 또한 수련을 아무리 오래 해도 뚜렷한 변화가 나타나지 않는 까닭에 수련에 대한 의구심과 갈등이 일어날 수도 있다. 이러한 모든 경우에 수련자는 자신의 건강과 수련 상태를 점검하여 문제를 해결할 필요가 있다. 선원 내에서의 축기 점검도 수련자를 돕기 위한 점검의 하나이다.

우선은 각자 자신이 소속한 선원에서 기 점검과 상담을 통해서 자신의 몸과 마음의 상태를 점검하고 문제를 해결하기 바란다. 대부분의 초보자들은 이러한 방법으로 문제를 해결할 수 있다. 그러나 어떤 경우에는 선원에서 다루기에는 너무 곤란한, 그래서 보다 전문적인 점검이 요구될 때가 있다. 건강 상태가 지나치게 나빠서 전문가의 조치가 필요한 예를 보면, 주부의 경우 산후 조리 문제로 골반과 그 밖에 몸에 이상이 있다든지, 직장인의 경우 불규칙한 식사, 과로와 술, 담배 등으로 인해 간장염이나 위장염 등의 병이 있는 경우가 있다. 이런 경우는 아무리 수련을 해도 병을 치료하는 데 기운이 다 소모되므로 남들보다 수련의 진척이 없는 것은 너무도 당연하다. 물론 이와 같은 경우에도 차차 건강이 회복되고 있다. 비록 겉으로는 잘 드러나지 않더라도 수련이 효과가 없는 것은 결코 아니다. 하지만 이러한 사람은 우선 병을 치료하는 것이 바람직하다.

병원에서 치료할 수 있는 병은 병원에서 치료를 받는 것이 좋다. 그러나 단학선원을 찾는 사람은 병원에서 병을 치료하지 못하여 수련을 통해 이를 극복하려고 하는 경우가 대부분이다. 특히 심인성 질환의 경우는, 병원에서 진찰을 받을 때는 정상으로 나타나더라도 환자 본인은 실제로 아픈 증세가 사라지지 않아 고통을 호소한다. 이런 경우에는 원장의 추천을 받아 기 점검을 받을 필요가 있다.

건강 차원을 넘어선 수련을 할 때는 수련에 필요한 음식이나 보약을 먹는 것이 정을 충만하게 하는 데 도움이 된다. 그러나 아무리 좋은 음식을 먹고 좋은 약을 먹어도 별 소용이 없는 사람들이 있다. 그 이유는 음식이나 약에 문제가 있는 것이 아니라 영양을 운반, 조절하는 기능에 이상이 있기 때문이다. 이와 같은 경우는 일반적인 치료 방법으로는 잘 해결되지 않는다. 이런 사람들이 수련의 진척을 빠르게 하려면 보약이나 음식물 섭취보다는 우선적으로 기 점검을 통해 몸의 이상을 발견하고 치료를 해야 한다.

기 점검이란 환자의 혈색과 살색, 환자의 신체 어느 부위를 손으로 누를 때의 느낌과 반응, 인체 투시 등의 방법을 동원하여 환자의 임독맥任督脈과 그 밖의 경락, 5장 6부의 상태, 기의 청탁 등을 자세하게 진찰하여 이상 부위를 찾고, 이에 대한 치료법과 치료 후 수련자에게 알맞은 방법을 제시해 주는 것을 말한다.

간은 전신의 혈액량을 조절하고 근육, 뼈, 관절의 운동과 사고 작용의 조절에 관계하여 탁한 기운의 침입을 예방하고 막아준다. 간과 중추 신경, 자율 신경은 밀접한 관계를 지니고 있으며, 간은 인체 내의 화학 공장으로 각종 물질에 대하여 분해, 합성, 해독과 배설을 담당하고 있다. 또한 간은 인간의 감정과 밀접한 관계가 있다. 간에 기운이 지나치게 많을 경우에는 성격이 난폭하고 경망해지며, 간에 기운이 모자라 부족할 경우에는 무서움과 공포감에 떨게 된다.

사람이 스트레스를 받게 되면 임맥이 막힐 뿐 아니라 간의 해독 작용을 떨어뜨리고, 그로 인해 간 기능에 무리가 오면 무리한 작동에 의해서 기계가 열을 받듯이 간도 열을 받게 된다. 이러한 간의 열은 간 기능을 더욱 악화시킨다. 그리고 그와 같은 악순환 속에서 해독되지 않은 독성 물질은 증가하게 된다. 따라서 독성 물질이 혈관과 경락을 타고 흘러가 다른 장기와 신체 기관에 좋지 않은 영향을 미치게 되며 그 결과 두통과 식욕 저하 및 소화불량, 정서 불안 등이 나타난다. 이러한 과

정의 악순환으로 스트레스는 더욱 가중되며 건강은 보다 악화되기에 이른다.

대부분의 현대인이 앓고 있는 질병은 심리적, 정서적 요인에서 발생한다. 그러므로 이를 고치기 위해서는 우선 간의 열부터 내릴 필요가 있다. 특히 수련을 하는 사람에게는 고도의 집중과 정서적인 안정이 요구되므로 간의 열을 내리는 보조 식품이 수련에 많은 도움을 줄 수 있다. 시중에서 수련이 빠르게 진척될 수 있도록 간을 보호해 주고 열을 사해 주는 약이나 보조 식품들을 쉽게 구할 수 있다.

간의 이상 외에도 그릇된 자세로 인해 나타나는 척추나 골반의 이상, 잘못된 호흡법과 식생활로 인해 나타나는 장내 숙변 문제가 있다.

척추와 골반의 이상은 단순히 잘못된 뼈만의 이상이 아니라 척추로부터 갈라져 나오는 신경 조직에 압박을 가함으로써 그 신경 조직과 관련된 부위의 기능을 악화시켜 온몸의 균형을 파괴하므로 매우 심각한 문제를 일으킨다. 이러한 척추나 골반의 이상은 도인체조 등으로 자가 교정하는 것이 바람직하다. 그러나 아주 심한 경우에는 이러한 자가 교정이 불가능하고 그 증세도 보다 심각하므로 반드시 전문가의 교정 활 活功을 받아야 건강을 회복할 수 있다.

장내 숙변은 인체 내 장의 위치를 하향시킨다. 장의 내부에 있는 노폐물의 부패는 장내에 유독한 물질을 발생시켜 인체의 건강에 치명적인 작용을 한다. 나이를 먹을수록 이 같은 숙변은 점점 쌓이게 되는데, 숙변을 제거하려면 단전호흡과 장운동을 활발히 해야 할 것이다. 그러나 아주 심한 경우에는 장운동으로 숙변이 제거되지 않으므로 특수한 방법을 활용해야 한다. 활공은 그와 같은 숙변 제거를 위한 방법 중의 하나이다.

활공이나 약물 처방은 그 방면의 전문가에 의해 이루어져야 한다. 환자의 상태가 심할수록 보다 신중한 주의가 요구되며, 아무에게나 함부로 몸을 맡길 경우 자칫 잘못하면 몸을 더 망칠 수도 있다.

기운풀이 수련

막힌 임맥은 진동振動을 통해서도 풀 수 있다. 진동은 자신의 몸에 상당한 축기가 되어서 그 기운이 몸 안에 막힌 곳을 뚫고 나갈 때나 또는 외부 기운과의 감응으로 인해 나타난다. 첫 번째 경우는 수련이 어느 정도 되어야만 진동이 일어날 수 있으나, 두 번째 경우는 축기 상태보다 기운을 보내는 이와 받는 이의 심정이 절실하게 연결되면서 나타나는 것으로 수련 초기에 심정 수련을 통해 가능한 경우이다.

 진동 시에는 몸이 아프고 막힌 곳을 뚫고 풀어주는 외적 몸놀림이 저절로 일어나고 격렬한 내적 진동으로 막힌 경혈이 뚫리기도 한다. 그 과정에서 울부짖거나 마구 고함을 지르고 욕을 하면서 가슴에 쌓인 한을 푸는 경우도 있다. 그 외에도 진동은 다양한 형태로 나타난다. 몸이 아주 건강한 사람의 경우에는 몸에 막힌 곳이 거의 없으므로 처음에는 진동이 잘 일어나지 않거나 일어나더라도 아주 미세한 조직의 진동이기 때문에 본인이 못 느끼기는 경우도 있다. 신경 조직의 진동이나 세포의 진동은 웬만큼 집중력이 고도화되지 않는 사람은 느낄 수 없다. 그러나 신경 조직이나 세포가 새롭게 변할 때에는 그 조직의 내부에서 기존의 것과 새로운 것 간에 격렬한 투쟁이 생겨나므로 이로 인해 진동 현상이 나타날 수밖에 없다. 이러한 진동은 내부의 투쟁이 어느 한쪽의 승리로 끝이 나 안정되면 곧 사라지게 된다.

 진동은 신체의 막힌 곳을 풀어 주고 기 감각을 보다 살려줌으로써 365개의 혈을 열어주는 개혈開穴수련을 위한 바탕이 된다. 그러나 이 단계에서 계속 진동에 집착한 경우에는 지나친 기의 소모로 탈기 현상이 나타나게 되고, 심한 경우에는 외부 기운에 접신이 되어 헛것이 보이기도 한다. 더욱 잘못되면 잡신이 들리는 등 심각한 부작용이 생겨날 수 있다. 그러므로 진동을 시작한 수련자는 함부로 진동을 하지 말고 반드시 지도자와 상담을 한 이후 방향을 결정하는 것이 바람직하다. 호기심으로 기운을 시험하는 일은 좋지 못한 결과를 불러오므로 삼가야 할 것이다.

 일반적으로 몸이 약간 아프고 경락이 막혀 있을 때 진동이 잘 일어나지만, 너무 나이가 많거나 너무 몸이 안 좋을 경우에는 진동을 일으킬 만한 기력조차 없어서 진동이 일어나지 않는 경우도 있다. 이런 경우는 축기를 하여 진동을 시도하는 것보다 우선 외부의 기운을 보충 받아 진동을 해서 몸의 탁기를 몰아내고, 막힌 곳을 풀어준 다음에 수련을 하는 것이 보다 나은 방법이다.

 이 외부의 기운은 반드시 순수한 기운, 즉 천지기운이어야 한다. 잡신의 기운이나 수련이 제대로 덜 된 사람이 우쭐한 마음에서 내는 기운은 비록 진동을 일으킬 수는 있으나 그 진동의 결과가 몸을 바람직한 방향으로 변화시키지는 못한다. 오히려 나쁜 기운을 받은 사람을 미치게 하거나 탐욕스러운 마음을 지닌 사람으로 바꿔 잘못하면 결국에는 몸과 마음을 함께 망칠 수도 있다. 그러므로 기운을 받고 진동을 할 때는 반드시 주의해야 한다.

정성을 다해 간절한 마음으로 오래 참으며 기다리면 그 정성과 염원에 힘입어 기운이 감응되어 진동이 찾아올 수도 있다. 그러나 초보자는 이런 현상을 잘못 처리하기 쉽다. 이러한 경우에는 기운풀이 수련을 통해 기운을 받아 진동을 일으키는 것도 좋은 해결책의 하나가 될 수 있다.

기운풀이 수련이란 고도의 수련 단계[6]에 이른 사람이 몸이 병들고 가슴이 막힌 사람에게 천지기운을 연결하여 천지기운을 통해 가슴의 한을 풀고 마음을 열게 하는 수련이다. 그래서 기운풀이 수련은 기운을 연결해 주는 사람의 역할도 중요하지만, 기운을 받아들이는 사람이 기운을 연결해 주는 사람의 사랑과 심정을 받아들이는 마음을 가지는 것이 매우 중요하다.

기운풀이 수련자는 모든 지식과 관념을 버리고 어린 아이와 같은 순진무구한 마음으로 돌아가야 한다. 그 동안 소홀히 해왔던 자신의 몸을 사랑하고 세포 하나하나가 자유와 평화를 누리도록 염원하며, 천지기

---

[6] 신공 대주천 이후의 단계로 실제로 도력이 나타나며 천지기운과 연결된 단계를 말한다.

운을 감사하는 마음으로 받아들여야 한다.

　우리가 몸을 학대하고, 더러운 죄악의 덩어리로 생각하는 것은 잘못된 관념이다. 우리의 몸은 우리의 마음을 모시는 교회요, 법당이며 신국神國이며 천궁天宮이다. 주인이 집안을 청소하지 않아서 썩은 냄새가 나고 구더기가 피는 것은 주인의 책임이다.

　수련자는 수련이 안 되면 안 되는 대로, 되면 되는 대로 자신의 느낌을 내세우거나 그것에 빠지지 않는 담담한 자세로, 우러나는 대로, 피어나는 대로, 오직 본래 갖고 있는 순수한 마음과 기운으로 몸을 회복하기 위해 기다리고 또 기다리는 자세로 수련에 임한다. 외부의 모든 것을 잊고 자신의 내부 의식으로 몰입하는 것이 수련의 지름길이다. 천지로부터 받은 자신의 몸과 마음을 갈고 닦아 가슴을 열고 조화점과 연결하고자 하면 조화점과 접목이 되는 것이다. 그러한 것이 바로 고욤나무가 감나무가 되는 이치이다.

　기운풀이 수련을 하면 진동이나 그 밖의 형태로도 기운을 받고 느끼게 된다. 기운의 강약에 관계치 말고 감사하는 마음으로 천지기운과 하나 되도록 따라가면 자신도 모르는 사이에 지극한 기운에 휩싸이게 된다. 기운풀이 때에 느낀 기운의 정도에 관계없이 부단히 자신을 단련하고 공심의 큰 뜻을 세워 꾸준한 정성수련으로 때가 무르익으면 큰 뜻은 저절로 큰 기운을 부르게 된다.

　큰 기운을 제대로 받으면 100볼트 전기에 감전된 것보다 짜릿짜릿하게 기운이 느껴지면서 세포가 바뀌고 탁기가 제거된다. 아침에 일어나면 몸이 뻐근한 경우도 있는데, 이런 경우에는 일어난 후에 적당히 몸을 풀어주면 된다. 초보자의 경우에는 이 단계를 너무 욕심 내지 말고 다른 수련과 병행하여 꾸준히 정진하길 바란다.

개혈수련

천지에는 5운 6기가 있고 인간에게는 5장 6부가 있다. 또한 인간이 지닌 욕망에는 심心, 기氣, 신神의 세 가지가 있다. 그런데 이들은 풍風, 한寒, 서暑, 습濕, 조燥, 화火의 육기六氣와 연관성을 갖고 있다. 우리 마음이 일으키고 있는 감정과 육경六經[7]과 육기는 서로 연관성이 있다. 이 연관성을 잘 이용하면 이를 통해 수련을 증진하고 질병을 예방하거나 퇴치할 수 있다.

  인간의 세 가지 차원의 욕망과 육기와 육경은 모두 긍정적인 면과 부정적인 면을 함께 가지고 있다. 단학의 지감止感, 조식調息, 금촉禁觸 수련법은 심기신心氣神이 선악善惡과 청탁淸濁, 후박厚薄의 에너지 흐름을 균형 있고 조화 있게 만들어 인체의 경락에 흐르는 기의 흐름을 조절하

---

[7] 한의학에서 다루는 궐음厥陰, 소음少陰, 태음太陰, 양명陽明, 소양少陽, 태양경太陽經을 말한다. 이는 다시 손의 육경과 발의 육경으로 나뉘어 12정경이 된다.

는 심신일체心身一體 수련법8)이다. 지감, 조식, 금촉 수련법을 통해 수련자는 자신의 심기신의 상태를 조화로 이끌어나갈 수 있다.

그러나 반대로 심신의 생리적, 심리적 리듬이 불균형을 이루어 수련에 진전이 없거나 진전이 더딘 경우도 적지 않다. 이런 사람은 심기신의 불균형을 바로잡고 나아가서는 혈자리를 열어줌으로써 수련이 부진한 문제를 해결할 수 있다. 개혈開穴이란 심기신의 불균형을 바로 잡고 인체의 365개의 혈9)을 열어 주는 수련을 말한다.

기차가 있으면 기차가 다니는 철도가 있고 중간 정류장인 역이 있듯이, 기가 다니는 경락經絡이 있고 기가 머무는 경혈經穴이 있다. 기를 기차에 비유한다면 경락은 철도이며 기차가 머무는 정류장은 경혈이라고 말할 수 있다. 개혈은 이러한 우리 몸의 기운이 정류장을 활성화하는 수련이다. 이 수련을 통해 온몸의 365혈의 혈성이 살아나면 철도를 따라가는 기차의 운행과 같은 운기運氣 수련에 큰 도움이 된다.

지감수련을 통해 기 감각이 점점 발달하게 되면 자신의 축기에 의해서 혹은 외부의 기운을 받음으로써 진동振動 현상이 나타나게 된다. 앞

---

8) 〈삼일신고〉에서는 참됨과 망령됨이 마주함에 세 갈래 길이 있어 이것이 각기 여섯 가지로 나뉘는 열여덟 가지의 지경이 나타남을 말하고 있다. 이를 돌이켜 느낌을 그치고, 숨결을 고르며, 부딪힘을 금하여 허망함을 돌이켜 참에 이르고 하늘 기운을 펴는 것을 성통공완이라 한다.(〈천지인〉, 한문화 참조)

9) 〈황제내경소문〉의 '기혈론' 편 제58절에는 황제가 인체의 기혈이 삼백육십오혈이며, 이는 일년의 삼백육십오일에 상응하는 것이라 하여 이를 기백에게 물은 내용이 있다.(〈황제내경소문〉, 고문사 참조)

서 설명했듯이 진동 현상은 하나의 기적 감응 현상으로 이러한 진동이 일어날 경우 수련자는 당황하기도 하고 신기해하기도 하여 어찌할 바를 모르는 경우가 대부분이다. 진동이 일어날 경우에는 바로 다음 단계 공부로 넘어가야 한다. 진동이 일어난 후 제때에 개혈을 하지 못하고 진동만 계속 하다가 잘못되어, 다음 단계로 나아갈 수 있는 절호의 기회를 놓치거나 진동수련에 회의를 느껴 중지하는 사람들이 있다. 이는 참으로 안타까운 일이다. 개혈수련은 천지기운과 연결시켜 진동의 차원을 뛰어넘는 더 높은 단계로 수련이 진행되도록 도와주는 과정이다.

개혈수련은 1, 2, 3, 4차에 걸친 수련을 통해 우선적으로 심기신을 조화롭게 하고 기초 개혈을 한다. 그 후 21일 간의 정성수련을 통하여 최종 개혈 준비 작업을 하게 된다.

요즘에는 진동이 조금 일어나면 그것으로 공부가 상당히 된 것처럼 잘못 알고 있는 경우도 있다. 하지만 기를 느끼는 감각만으로 공부가 되는 것은 아니다. 하늘의 소리를 들을 수 있는 천지마음을 가져야만 천지기운을 느낄 수 있고 공부가 제대로 되는 것이다. 개혈도 마찬가지로 기 감각이 더욱 살아나는 것보다는 정성수련 과정에서 마음이 어떻게 변화하는지가 중요하다. 그렇기 때문에 개혈수련을 할 때는 반드시 정성수련을 해야만 한다. 마음의 준비도 되어 있지 않은 사람에게는 최종적인 개혈수련을 지도해도 진정한 자의식의 성장에는 큰 도움이 되지 않는다.

최종 개혈의 결과로 온몸의 혈자리를 천지기운과 연결하면 수련자는 기적 감각이 고도화되어, 남과 서로 기를 주고받을 수 있는 초보 의통醫通 능력이 생긴다.

개혈 과정은 매우 전문적인 과정으로 이를 위해서는 수련자의 심기신의 상태를 종합적으로 판단하고 이를 조화로 이끌 수 있는 능력이 요구된다. 따라서 이 과정은 전문가에게 받는 것이 안전하다. 또한 최종 개혈은 수련이 상당히 높은 단계에 이른 전문가에게 받아야 한다. 기적인 감각이 조금 있고 약간 운기를 할 줄 아는 정도의 사람에게 개혈을 받을 경우에는 오히려 부작용만 따른다.

개혈의 목적은 천지기운을 연결하는 것이다. 따라서 천지마음을 지니지 않고는 천지기운을 연결할 수 없다. 예를 들어, 돈에 목적을 두거나 자기 능력의 과시를 목적으로 하는 사람으로부터 개혈을 받으면 그러한 파장이 그대로 전달되어 자신도 그러한 기운과 연결이 된다. 그러한 기운은 결코 마음 수련에 도움을 줄 수 없다. 이는 신체 건강에 있어서도 나쁜 기운을 뇌 속으로 들어가게 하여 뇌 속에 있는 섬세한 기관들을 다치게 하므로 매우 조심해야 한다.

운기단법

잘못된 기 수련으로 인해 발생하는 주화입마走火入魔(58쪽 참조)의 문제와 수련자의 정신적, 육체적 건강을 해결하기 위해서 개발된 호흡법이 바로 운기단법運氣丹法이다.

수승화강은 신장腎臟의 수기水氣가 독맥을 타고 올라가고, 심장心臟의 화기火氣가 임맥을 타고 내려오는 것을 말한다. 쉽게 말하면 머리는 시원하고 배는 따뜻하여 우리 몸에 기운이 잘 순환되고 각각의 기능이 잘 작동되는 상태이다. 주화입마는 이와 반대로 심장의 불기운이 머리로, 신장의 물 기운이 배로 들어가는 현상이다. 주화입마의 원인은 잘못된 마음에서 비롯된다. 잘못된 마음은 간이 열을 받게 하고 임맥을 막히게 하여, 가슴이 답답하고 골치가 아프게 한다. 또한 세상에 대한 부정적인 생각을 품게 만들고, 더 심각해지면 환상을 보고 착각을 하게 만들어 세상을 어지럽히게 된다.

소설 〈단丹〉이 베스트셀러가 되면서 많은 사람들이 단전호흡을 했다. 그 과정에서 효과를 본 사람도 많았지만 사실 부작용을 일으킨 사람도 상당수 발생했다. 운기단법은 단학의 전문 지도자가 수년간 단전호흡을 지도해 온 경험을 바탕으로 기존 단전호흡의 부작용을 시급히 막고자 기존의 호흡법을 개량하고 새로운 방법들을 결합하여 만든 호흡법이다.

그 동안 대부분의 사람들은 단전호흡이 무조건 좋다고 하니까 단전호흡만 하면 축기가 잘 된다고 무조건 지식(止息, 멈춤 호흡)을 하거나, 호흡의 길이가 길면 잘 된다고 무조건 1분 대의 호흡을 시도하기도 하였다. 또한 시류에 부합하여 그런 수련법을 가르치는 단체들이 우후죽순처럼 난립하여 그 폐해가 심각하였다. 이와 같은 현상의 이면에는 무엇이든 성급하게 이루려는 욕심이 내재하고 있었다. 그러므로 욕망에 기반을 둔 호흡은 많은 부작용을 초래할 수밖에 없다.

단학을 보급하는 과정에서 얻은 결론은 일반인들 중 단전호흡 수련을 하고자 하는 사람들의 80%이상이 심신이 조화로운 건강한 사람이 아니라는 것이다. 현대인은 복잡한 사회 구조와 과중한 업무에서 오는 스트레스와 대기 오염, 음식물과 식수원의 오염 등으로 임맥이 막히고 몸이 오염된 상태이다. 이러한 상태에서는 축기를 하기보다는 먼저 오염된 탁기를 제거하고 임맥을 뚫어 주어야 하는 것이 바른 순서이다.

임맥이 막힌 사람들에게는 우선 들이쉬는 호흡이 아닌 내쉬는 호흡을 가르쳐야 한다. 그렇지 않고 단전에 의식을 두고 억지로 호흡을 하기 위해 단전 부위에 힘만 주어 압박을 가하면, 가슴의 탁기가 빠지지 않는 상태이므로 기운이 역상된다. 그래서 가슴은 막히고 아랫배는 차며 장이 굳은 상태가 그대로 유지되어 여러 가지 부작용만 일어나게 되는 것이다.

사람의 몸은 숨을 들이마시면 기운이 양맥陽脈을 타고 위로 오르고, 숨을 내쉬면 기운이 음맥陰脈을 타고 아래로 내려가게 만들어져 있다. 가슴에 꽉 차 있는 탁기를 씻어내지 않은 상태에서 들이마시는 호흡만 하게 되면 당연히 기는 위로 뜨게 된다. 상기上氣가 된 상황에서는 당연히 머리는 어지러워져 심하면 두통이 오고, 목이 마르며, 장이 차가와져서 소화 기능에 장애가 온다. 따라서 단전호흡 수련을 처음 하는 사람은 우선 자기 자신의 기적 상태와 건강 상태를 점검하여 자신에게 맞는 호흡법을 찾아야 할 것이다.

내쉬는 호흡은 부교감 신경을 흥분시킬 뿐만 아니라, 몸과 사지의 모세혈관에 알맞은 생리적 확장을 가져온다. 그 밖에도 신경계통의 조절이 원활해짐으로써 자기 자신을 조절할 수 있는 능력이 향상되고 건강을 얻을 수 있다.

운기단법은 내쉬는 호흡을 통해 탁기를 제거하고 가슴에 진기眞氣를 발생시켜 막힌 임맥을 뚫고, 명문을 열어 정기를 새로운 기로 변화시켜 독맥을 타고 올려 다시 가슴으로 내리는 5단계의 호흡법이다. 단학에서는 이를 축기완성의 단계라 한다. 이를 통해 우리는 우리 몸을 진기체로 바꿀 수 있고, 이 과정에서 자연 치유력이 극대화되어 많은 질병들이 저절로 낫게 된다.

또한 운기단법은 자연의 흐름에 따라 순차적으로 이루어지는 호흡법이다. 수련자는 운기단법 수련으로 수련 시 나타나는 주화입마의 문제를 해결할 수 있다. 주화입마가 일어나는 근본 원인은 수련자가 마음공부를 전혀 하지 않은 데에 있다. 기적으로는 기운이 순행하지 않고 역상된 까닭이며, 또한 마음공부가 뭔지도 모르고 수련하다 보니 우선 기를 돌리려고 무리하게 운기시켰기 때문이다. 그러나 운기단법은 자연스러운 호흡으로 무리하게 단전에 힘을 주지 않고도 할 수 있는 호흡법이다. 그러므로 수련에 집착이 생겨날 이유도 없다.

운기단법은 그 다음 단계인 단학 대맥 유통 운기수련, 단학 임독맥 유통법, 단학 소주천, 신공 대주천 과정에 이르기 위한 하나의 기초 단계이다. 수련자는 이와 같은 기초적인 수련을 통해서 신체의 건강을 이루고 심오한 수련을 할 수 있는 마음의 바탕을 닦을 수 있다.

축기를 제대로 하려면 우선 어느 정도 기적인 감각을 터득해야 한다. 따라서 운기단법은 진동과 개혈수련을 받은 이후에 하는 것이 가장 이상적이다. 충분한 기적 감각이 없이 수련을 하는 것은 잘못되면 실제의 감각이 아닌 관념적인 감각으로 빠지기 쉽다. 관념적인 수련은 실제의 수련과는 거리가 멀고 이는 오히려 수련에 방해만 될 뿐이다. 이를 극복하려면 우선 기초를 충분히 닦아야 한다.

운기단법의 보다 자세한 구체적인 수행 방법은 제3장 운기단법의 실제에서 다루기로 한다.

운기단법 이후 수련

운기단법 이후 수련으로는 단학 대맥 유통 운기수련, 단학 임독맥 유통 수련, 단학 소주천, 신공 대주천 등의 단계가 있다.

대맥 유통 운기수련은 기경팔맥 중의 하나인 대맥帶脈[10]을 살려서 나머지 일곱 가지 경락을 활성화시키는 수련이다. 즉 대맥이 활성화되어 구심력이 강해지면 위쪽 경락의 진기를 아래로 잡아 내리고, 아래쪽 경락의 진기를 위로 끌어올려서 상체와 하체가 대맥을 중심으로 연결이 되도록 하는 것이다. 이 수련을 통해 상체와 하체는 서로 조화를 이루게 된다.

대맥 유통 운기수련은 마음공부 측면에서 육체의 내·외부 흐름을

---

[10] 기경 팔맥은 임맥, 독맥, 양교맥, 음교맥, 양유맥, 음유맥, 충맥, 대맥을 말하며, 이 중 대맥은 간경의 장문혈에서 시작하여 대맥 경락을 거쳐 담경으로 흘러가는 경락이다. 다른 일곱 개의 경락은 종적縱的인 운동을 하지만, 대맥은 유일하게 횡적橫的인 운동, 즉 대맥 경락을 타고 허리 주위를 돌아가는 경락이다.

깨치고 육체와 정신 건강의 회복을 기반으로 공심을 세우고 양심을 살리는 수련이다. 또한 나아가서는 자기 자신을 홍익인간弘益人間[11])으로 만들어 자신과 사회, 국가 세계에 기운을 돌려 세상을 이화세계로 만들어 나가는 것이다. 이러한 과정을 통해 공심, 즉 천지마음을 터득하게 되며, 천지기운과 하나가 되어 무아의 경지를 깨치고 참된 대아의 경지에 도달할 수 있게 되는 것이다.

기적인 효과도 물론 중요하나 마음이 열려야만 제대로 수련을 할 수 있다. 흔히 마음을 터득하지 못한 사람들의 경우에는 가통으로 자신이 대맥이 돈다고 생각하거나 또는 건강은 얻을 수 있으되 참된 완성과는 거리가 먼 저급한 차원의 진기를 돌리는 대맥 유통 운기를 하는 경우가 대부분이다. 이것을 가통假通이라고 한다. 진정으로 대맥 유통 운기수련이 완성되려면 마음이 열려서 공심에서 나오는 진기가 돌아야 한다. 그 때문에 대맥수련 이상의 과정은 마음공부 과정이 될 수밖에 없다.

마음공부는 결코 추상적인 이야기가 아니다. 공심을 알고 운기수련을 통해 몸이 바르게 되어 정신 집중이 잘 되고, 집중을 통해 '나'라는 의식까지 잊어버리게 되면 자연스럽게 평소의 거짓된 관념 속의 나로

---

[11]) 단학의 홍익인간은 구체적으로 첫째 건강하고, 둘째 양심이 회복되고, 셋째 사회적으로 능력이 있고, 넷째 정서적으로 성숙하며, 다섯째 신령스러운 완성된 인간을 말한다. 널리 사람을 이롭게 하려면 먼저 이러한 인간이 되어야 가능한 것이다. 환자가 환자를 치료하려고 하다가 잘못하면 오히려 자기 병까지도 남에게 옮겨주는 결과를 빚을 수도 있다. 우리의 민족 사상인 홍익인간은 이러한 수련을 통한 실제적인 변화를 전제로 하는 것이다.

부터 벗어날 수 있게 된다. 사실 운기와 마음공부는 별개의 것이 아니다. 운기는 마음으로 하는 것이므로 운기수련을 통해서 마음공부를 하는 것이다.

그러나 무조건 운기만 한다고 마음이 닦이는 것은 아니다. 공심을 가지고 살겠다는 뜻을 세우고 평소 생활 속에서 마음을 닦으면서 그 뜻을 지키려고 하는 사람과 그냥 무턱대고 기운만 돌리는 사람의 차이는 실로 엄청나다. 수련 중에는 모처럼 자기에 대한 잘못된 관념을 잊었다가 운기가 끝나면 이를 지속하지 못하는 공부는, 절이나 교회에서는 부처가 되고 예수가 되었다가도 교회나 절을 나오는 순간에 사기꾼이 되고 도둑이 되는 것이나 다름없는 공부이다.

작은 깨달음이라도 깨달았으면 실천을 해야 자기 것이 되고 깨달음도 지킬 수 있다. 실천이야말로 더 큰 깨달음을 얻기 위한 기초가 될 수 있다. 마음공부는 지행합일知行合一이 되어야 한다. 참공부는 수련과 생활을 병행하면서 하는 것이다. 이런 이유에서 단학에서는 수행과 살림살이와 도덕행은 수련 못지않게 중요하며, 이 세 가지가 조화를 이룰 때에 비로소 참으로 수련에 큰 진전이 있을 수 있다.

진정으로 완성된 대맥 운기는 무심의 상태에서 이루어진다. 사실 의식의 흐름에 맞추어 기가 오르고 내려가는 것은 의식적인 집중력이 생리적인 감각 작용을 변화시켜 느끼게 되는 것일 뿐이지 고도의 진기가 운기되는 궁극적인 단계와는 다르다.

그러나 우리가 육체를 의식하지 않고 기라는 감각 자체에 완전히 마음을 모아 일도 상태에 몰입하여 기를 돌리려는 생각조차 철저히 버리고 오직 무위의 고요한 마음으로 충실하게 기다리면, 어느 순간 전기에 감전되는 듯한 충격과 함께 마음이 환히 밝아지고 열리는 듯하며 정신이 맑고 가벼운 상태가 된다. 몸은 한층 바르고 건강해지며, 호흡이 부드러워지고 입 안은 상쾌해지며 몸에서는 참다운 인간의 향기가 나게 된다. "무심無心으로 대맥을 운기하라"는 말은 모두 이러한 이유에서 나온 것이다.

대맥 유통 과정에서 복잡한 절차를 둔 것은 보통 사람이 이 수련을 바로 할 수 없기 때문에 이를 이끌어 주기 위한 하나의 방편이다. 대맥 유통 운기수련은 마음공부와 몸공부를 같이하는 과정이기 때문에 철저한 개인 지도가 필요하다. 그래서 사실상 이러한 지도는 많은 수련생을 대상으로 하는 선원에서 대중적으로 실시하기에는 어려움이 있다.

음악 공부나 미술 공부를 해본 사람들은 개인 지도의 의미를 잘 이해할 수 있을 것이다. 웬만한 미술의 천재가 아니고서는 단번에 하나의 대상을 그릴 수 있는 사람은 거의 없다. 그렇지만 보통 사람도 선긋기의 과정에서부터 시작하여 공, 원기둥, 삼각뿔, 직육면체, 팔각기둥 등을 그려 나가는 연습을 하다보면 마침내 데생도 하고 수채화나 유화도 그리며 마음대로 상상화나 추상화를 그릴 수 있는 단계로까지 발전할 수 있다. 그런데 이러한 과정은 혼자서 연습하는 것보다 좋은 선생님의 지도를 받으면서 하는 것이 보다 좋은 그림을 그릴 수 있고, 기초가 잡힌 그림을 보다 빨리 그릴 수 있다.

마음은 있어도 손이 말을 듣지 않으면 그림을 그릴 수 없다. 마음이 아무리 무심을 이루려 해도 몸이 따르지 않으면 어쩔 수 없다. 손이 말을 듣지 않는다고 손을 자르고 그림을 잘 그릴 수 없듯이 몸을 버린다고 마음을 무심으로 이끌어 운기를 할 수는 없다. 손에 자신의 모든 것을 집중하여 손이 곧 자기 자신이 될 때에 참으로 자신이 원하는 그림이 나오듯이 마음을 몸에 집중하여 마침내 몸이 곧 마음이 될 때, 심신이 하나가 될 때 비로소 무심이 되며 무심의 운기가 가능하다. 손을 훈련하지 않고 무심을 터득하는 것은 무리한 생각이다. 몸도 마음대로 못하면서 마음을 터득하기란 참으로 어렵다.

대맥 유통 운기수련을 마치면 임독맥 유통 수련을 하게 된다. 임독맥 유통이란 단전에 모인 기를 항문쪽(회음)으로 내리고 다시 뒤쪽 장강으로 돌려서 등골에 있는 독맥을 따라 머리 꼭대기인 백회, 전정을 거쳐 몸의 앞면 한 가운데에 있는 임맥으로 끌어내려 다시 단전으로 돌아가게 하는 수련법으로 몸 전체에 기가 순환되는 소주천小周天을 위한 준비 과정이다.

이 또한 깨달음을 얻기 위한 하나의 방편으로 이 수련을 돕는 부분적인 여러 수련과 실제 운기수련 과정을 거쳐 100일 간의 정성수련과 운기수련으로 이루어져 있다. 물론 100일이 지난 후에도 계속 운기를 하여 무심으로 운기할 수 있는 차원에 이르러야 한다.

그 이후의 단계로는 몸 전체에 무심으로 기운이 돌아가는 소주천, 우주의 진기 중의 진기인 천지기운을 내 몸 안에 받아들여 자신의 모든 업과 습을 씻어내고 밝은 지혜를 열어 영생하고 천화를 할 수 있는 문인 대천문을 활짝 열어 우주와 내가 하나 되는 신공 대주천神功 大周天 과정이 있다.

　신공 대주천은 수련자가 천지기운이 되고 천지마음이 되어 완전한 자아 완성을 이루기 위한 준비 수련이다. 신공 대주천은 자신의 기운이 아닌 천지의 신령스러운 진기 중의 진기를 통해 이루어져야 하므로 수련자는 완전한 무심의 상태에서 하늘의 심정과 연결되어야 한다. 이 시기는 진실로 마음을 다스리는 공부가 중요시 되는 시기이다. 이러한 까닭에 결국 단학수련은 마음공부라고 정의할 수 있다.

공완

단학에서 마음공부의 중요성

선도에서는 자궁이 여자에게만 있는 것이 아니라 남자에게도 있다고 한다. 명문과 단전 사이에 있는 현관玄關이라는 것이 바로 그것이다. 현관은 여자의 자궁자리에 위치한 것이다. 이 자궁으로부터 나오는 만물은 생사를 벗어날 수 없다. 그러나 선도에서 말하는 자궁을 통하면 생사를 초월하게 된다. 그러므로 이 문을 생사현관生死玄關이라고 하는 것이다.

현관은 기의 로爐(화로와 같이 불을 피우게 하는 기구)인데, 이 로는 바로 용광로와 같으며 로의 불이 꺼질 때 생명이 끝나게 된다. 여자가 자궁이 약하고 남자가 정력이 약한 것은 단전이 약한 것이며 바로 이 로에 불이 붙지 않은 것을 말한다. 하늘의 기운을 받아 로에 불이 붙으면 인간의 건강은 회복되고, 더 나아가서 영생의 문을 열게 되는 것이다. 즉, 기해氣海와 명문命門을 연결하고 명문으로 받은 하늘의 기운을 현관에서 달구어 생명의 약인 단약丹藥을 만드는 것이다.

단전은 단을 만드는 곳이다. 이 단을 만드는 것은 곡식을 밭에 심어 키우듯, 약재를 탕기에 넣고 달여 내듯 정성과 기다림, 인내와 보살핌 속에서 정기신이 하나로 통일된 결실로 주어지는 것이다.

낮은 차원의 기운으로 단전에 불을 때고 몸 안에 기운을 돌리는 정도만으로도 건강은 회복될 수 있다. 그러나 기운이 돈다고 결코 영생의 문이 열리는 것은 아니다. 기는 마음에서 나온다. 선악과 분별도 마음에서 나온다. 더욱 크게 보면 생사도 마음에서 나온다. 우리가 선악과 생사를 초월하기 위해서 마음을 깨달아야 하는 이유는 그 모든 것의 근본 자리가 바로 마음에 있기 때문이다. 단학을 마음공부라고 하는 이유가 바로 여기에 있다.

천지가 교류하여 만물이 나온다. 즉, 하늘이 양이 되고 땅이 음이 되어, 하늘이 남자가 되고 땅이 여자가 되어서 서로 통하는 성교가 이루어질 때 만물이 나오는 것이다. 그래서 하늘과 땅은 모든 생명과 만물의 부모인 것이다. 그러므로 만물의 영장인 인간의 근원 또한 하늘과 땅이다.

하늘의 기운은 코를 통해서 땅의 기운을 입을 통해서 받아들여 우리 몸 안에 정精이 형성되며, 이것이 기氣가 되고 신神이 되어 우리 몸의 구성과 움직임과 생각하는 힘의 원동력, 생명 활동의 근원이 되는 것이다. 우리의 생명은 하늘과 땅을 통해서 이루어진 것이다.

그렇다면 사람의 생명의 근원인 하늘과 땅의 근본은 무엇인가? 오감으로 하늘과 땅이 느껴질 수도 있다. 그러나 하늘과 땅의 근본 자리는 오감으로 느낄 수 없다. 〈삼일신고〉에서는 이러한 보이지 않는 하늘에 대해서 "저 파란 창공이 하늘이 아니고 저 까마득한 허공이 하늘이 아 닙니다. 하늘은 얼굴도 바탕도 없고, 시작도 끝도 없으며, 위아래와 둘레 사방도 없고 비어 있는 듯하나 두루 꽉 차 있어서 있지 않은 곳이 없으 며, 무엇이나 싸지 않은 것이 없다"라고 쓰여 있다. 보이지 않는 하늘을 느끼고 깨달아 모두에게 전하는 것이 바로 한문화 운동이며, 보이지 않 는 하늘을 느끼기 위한 새로운 차원의 감각을 회복하는 것이 바로 단학 의 감각 회복 운동이다.

하늘과 땅 이전의 자리, 근본 자리가 바로 도道이고 성性이며 마음心 이다. 그러한 근본 자리를 깨달은 사람이 바로 도인이고 성통한 사람, 즉 단학에서 말하는 천지인이며 이상인간이다. 불가에서는 이와 같이 근본을 깨달은 사람을 '근본 자리를 보았다' 하여 견성見性이라 하였고, 선도에서는 이를 근본과 통했다 하여 성통性通이라 하였다.

그런데 이 성통에서 성이라는 글자는 바로 남녀가 통할 때의 성性자 이다. 이 자는 마음 심心자와 날 생生자로 이루어져 있다. 즉, 이때의 성 性자는 만물을 낳게 하는 근본이며 마음이 나오는 근본을 나타내고 있 다. 어리석은 사람이 생각하는 남녀 간의 성교가 아니라 진인眞人이 터 득한 천지 만물의 교류와 마음이 나오는 근본의 성性자이다.

우리는 이러한 성의 이치를 통하여 인간의 몸에 왜 두 가지의 문이 있으며, 이를 통하여 인이 어떻게 영생하는가를 알 수 있다. 하나는 어 린 아이가 숨을 쉬는 숨골에 위치한 보이지 않은 문인 백회百會이다. 대 천문大泉門이라고도 하는데 죽을 때 혼이 빠져나가는 문이다. 또 하나는 여자의 음경에 있는 옥문玉門으로 이는 생사에 빠진 문이므로 옥문을 빠져 나온 만물은 생사를 벗어날 수 없다. 반면 보이지 않는 문인 대천문은 생사를 벗어날 수 있다.

인간은 태어나면서 부모로부터 받은 원기를 살아가면서 조금씩 소비해 나간다. 사람이 부모로부터 받은 원기를 다 쓰게 되어 최악의 상황인 죽음에 이르면 동공이 커지고 음경이 작아지는데, 이는 환자의 모든 에너지가 단전으로 모이면서 나타나는 현상이다. 이 결집된 에너지가 꺼져가는 생명을 다시 활성화시키지 못하면 에너지는 대천문을 통해 빠져 나가고 몸은 죽어서 흙이 되는데, 이를 혼비백산魂飛魄散이라고 한다. 이 혼비백산의 원리에서 우리는 대천문을 통해서 영생에 이를 수 있는 비결을 찾아낼 수 있다.

사람은 옥문을 통해 태어나고, 살면서 원기를 소모해 로爐의 불을 꺼뜨리게 되면 죽음에 이른다. 그러나 현관을 뚫어 로를 다시 살려내어 내단內丹을 형성하고, 대천문을 열려 하늘의 심정과 연결하고, 우리의 몸과 마음을 정화해서 영생할 수 있는 완성된 혼으로 성장하면 귀신이 되는 것이 아니라 금선탈각金蟬脫殼[12]을 이룬다. 다시 말해 혼이 신神이 되어 영생을 누리게 된다.

---

[12] 금선탈각이란 매미가 껍질을 벗고 나오듯 인간의 혼이 완성되어 대천문을 나오는 것을 말한다. 금선탈각은 혼이 완성되어 육신을 벗어 버리는 것을 말하지만 유체이탈이란 영이 몸을 일시적으로 벗어나는 것을 말하는 것으로 금선탈각과 유체이탈은 '혼이 나가는 것인가', '영이 나가는 것인가'와 같은 큰 차이가 있다.

영생이란 육체를 가지고 하는 것이 아니다. 성경에 예수가 "가이사의 것은 가이사에게, 하나님의 것은 하나님에게 돌려야 한다"고 말했듯이, 본래 모든 것은 자신의 근본 자리로 돌아가야 하므로 육신은 본래 땅에서 왔기 때문에 땅으로 되돌려 보내야 하고 정신은 하늘에서 왔기 때문에 근본 자리인 하늘로 가는 것이다. 〈대순전경大巡典經〉에서 증산 선생이 말한 "누에게 물어보라"는 말처럼 어둠의 껍질을 벗어 변신하고 또 변신하여 본성을 밝히고 혼이 완성되면, 영생의 문을 열고 육체의 허물을 벗어 나비처럼 근본 자리를 향해 날아가는 것이다.

앞서 살펴보았듯이 영생을 이루는 공부를 위해서는 하늘 심정과 자신의 심정이 하나로 연결되는 수련이 필요하다. 심정이란, 심기혈정心氣血精을 줄인 말이다. 마음은 기와 혈과 정과 하나가 되어 심정을 이루고, 이 심정을 하늘과 연결하고자 하는 것이다. 그래서 마음공부는 참으로 중요하다.

최선의 마음공부, 공완

참으로 인간완성에 뜻을 둔 사람이라면 단지 몸이 건강해지고 정력이 좋아지는 선에만 머물러서는 안 된다. 단순히 기만 알고 수련하면 기적인 차원에서 벗어나지 못하게 된다. 마음 자세가 바르지 않고는 기적인 차원을 뛰어넘을 수 없다. 불로장생술, 방중술, 정력 강화법 등은 모두 기적인 차원에서 나오는 술법에 불과하다. 모두 진정한 도道와는 거리가 있다.

세상일을 떠나서 수도에만 전념하는 사람들이 있다. 그들은 대개 산 속에 틀어박혀 공부하는 사람들로, 비록 산 속에서는 마음의 평화를 이룰지 모르나 현실 세상에 나오며 자신이 타락할 것이 두려워 감히 뛰어들지 못하는 사람들이 많다. 어떻게 보면 누구보다도 가장 이기적인 사람들이기도 하다.

법을 전하는 사람이 세상을 변화시키려 노력하지 않고, 자신을 믿고 다른 사람들이 세상을 변화시켜 주길 바라는 것은 사리에 맞지 않는다. 또한 아예 입을 다물고 혼자서 꼭꼭 숨어 있는 것은 사회, 국가, 인류에게도 손실이며 나아가서는 우주적인 차원에서도 손실이다. 모든 거래는 정당해야 한다. '타락한 세상에서 태어났으므로 세상이 나에게 준 것은 고통뿐이다'라고 말하는 사람이 있다면, 그 사람은 분명 공부가 덜 된 사람임에 틀림없다. 세상이 준 고통은 자신의 업에서 나온 것이며 고통을 통해 우리 마음은 성장할 수 있다.

본래 불교의 훌륭한 선승들은 만공 스님을 비롯하여 굉장히 많은 노동을 하였다. 자기가 먹을 것은 본인 스스로 곡괭이로 땅을 파서 농사를 지어먹었다. 살림살이를 하는 것과 공적을 쌓는 것도 큰 공부이다. 이런 수련이 더 어렵게 느껴질지는 몰라도 살림살이 공부는 나쁜 생활습관을 좋은 습관으로 바꾸어 좋은 업이 생기게 하는 공부이며, 음덕을 쌓음으로써 명예심을 사라지게 할 수 있는 장점이 있다. 이러한 공부가 완성된 후에야 비로소 견성을 향해 갈 수 있는 준비가 되는 것이다.

산 속에서는 견성을 하고 언행일치가 되어도, 세상에만 나오면 다시 오욕칠정이 생기고 생사에 얽매이는 것은 살림살이 공부가 되지 않았기 때문이다. 잘못된 산중 공부로는 진정한 견성을 이룰 수 없다. 소설가가 하나님의 말씀을 옮겨 썼다고 해도 소설가는 하나님이 될 수 없다. 말과 행동이 하나가 되지 않는 것은 말장난에 불과할 뿐, 깨달음이 아니다.

견성을 하면 실제 도력이 나타나기 시작한다. 그러한 도력은 사람에 따라 차이가 있는데, 그 도력에 의해 사람들이 놀라고 모여들기 시작한다. 사실 이때부터가 더욱 중요하다. 이러한 때에 타락하면 무당이 되고 교주가 되어 버린다. 그래서 마음이 중요하다. 깨달음 이후가 더 힘들다. 그래서 아예 욕심이 생기는 것이 두려워 사람들을 만나길 꺼려할 수도 있다. 그러나 인간은 어려움과 부딪히면서 성장한다. 타락이 두려워 피하기만 한다면 더 이상의 깨달음은 있을 수 없다.

공심을 가지고, 천지마음을 가지고 깨달음을 베풀어야 한다. 그것은 단순한 봉사나 희생이 아닌 자기 자신을 위한 공부이기도 하다. 그렇게 함으로써 자신의 위치니 공부 단계니 도력이니 하는 것도 다 잊을 때, 비로소 타락이 없어지고, 대광명이 비치는 대자비의 경지에 이르게 된다. 그 때 비로소 천시를 보고 때를 알아, 나갈 때는 나가고 나갈 때가 아니면 물러서는 것이다.

많은 운명학 서적이나 도인, 술사들은 우리나라로 대운이 오고 있다고 말한다. 그런데 과연 현재의 우리나라 모습은 어떠한가? 우리나라는 그런 큰 운을 받아들이기에는 아직도 너무나 불완전한 모습이다. 분열

되어 있고, 너무나 중심이 바로 서지 못하였다. 한문화 운동은 커다란 한의 울타리로 분열을 화합으로 이끌며, 본래 우리의 정신인 민족정신으로 우리 민족의 구심점을 세우고자 하는 운동이다. 솔직히 이러한 운동은 혼자만의 힘으로 작은 단체의 힘만으로는 할 수 없다. 인재가 필요하고 더 큰 조직과 단체가 필요하다.

　이제는 불필요한 자존심과 자의식을 버리고 하나로 뭉쳐 함께 세상을 밝히는 길로 나아가야 한다. 괜히 그럴듯한 분열을 만들어 대도로 나가지 않는 사람은 공심이 없고 스스로의 그릇이 작기 때문에 화합하지 못하는 것이다. 조금은 손해를 보는 듯하고 조금은 어리석은 듯 보일지라도 자의식을 버리고 손을 잡을 때 보다 더 큰 마음을 얻고 보다 더 큰 그릇이 될 것이다.

　한문화 운동을 통해 우리는 함께 손을 잡고 스스로 이상인간이 되고 이 세상을 한 세계로 만드는 일을 하고자 한다. 한의 울타리는 가는 사람을 잡지 않고, 오는 사람을 막지도 않는다. 세상과 우주가 바로 한이다. 서로 같은 목표로 민족정신의 부활과 우리나라의 역사적 사명의 완수를 위해 함께 일하는 것이 바로 한문화 운동의 이상적인 면만을 바랄 수는 없다. 사실 이 일은 섣불리 누구도 해보려고 하지 않는 운동이다. 현실적으로 많은 문제를 지니고 있다. 그러나 이러한 현실적인 문제점을 해결해 나가는 것도 공부가 될 수 있다. 또한 이렇게 크고 엄청난 일을 하기 위해서는 어떠한 어려움도 이겨나갈 수 있는 단단한 각오가 서야 할 것이다. 이것이 진정 공완功完의 길인 것이다.

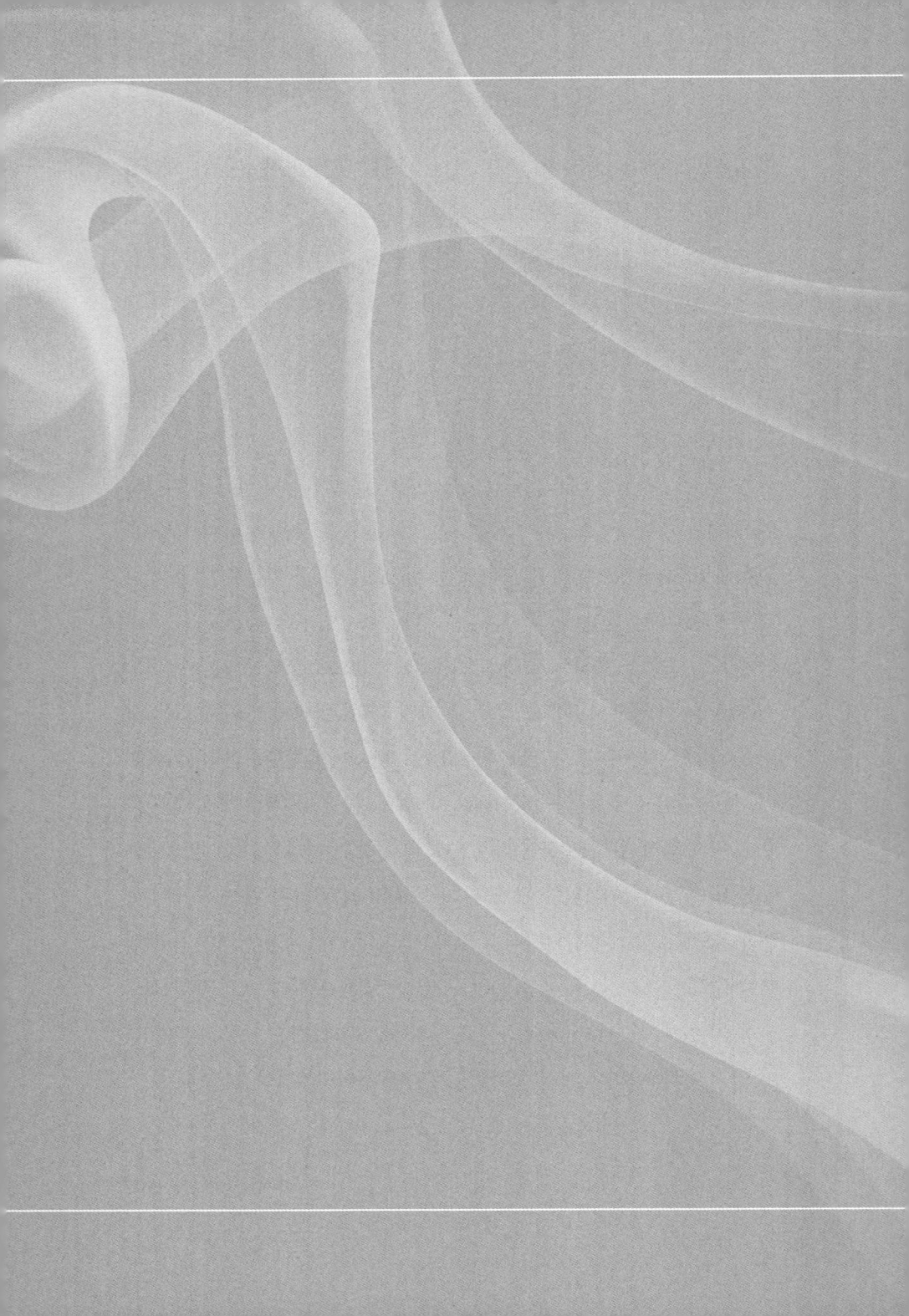

제3장

운기단법의 실제

기본자세

수련을 도와주는 보조 자세

호흡

마음가짐

수련 시에 일어나는 기적인 현상

운기단법 5진법

운기단법에 대한 정리

건강을 원하는 사람에게는 완전한 건강과 생활의 즐거움을,
깨달음을 원하는 사람에게는 명상으로 안내하는
운기단법의 실천편으로 운기단법 5진법을 자세하게 소개한다.

5진법으로 이루어진 3단계 호흡법인 운기단법은 환자나 초보자들에게는 쉽고 훌륭한 건강법인 동시에 보다 깊은 수련을 원하는 사람들에게는 응용 범위가 더욱 넓은 호흡법이다. 장소에 크게 구애받지 않으며 자세도 호흡의 단계에 따라 저절로 교정이 되는 장점이 있다. 이 호흡법은 각각의 단계만을 계속 연습해도 훌륭한 효과를 볼 수 있다. 내쉬는 호흡부터 시작하여 깊이 있는 단계까지 단절 없이 연속적으로 이어지는 호흡으로 방법 자체가 자연스럽고 무리가 없어서 부작용이 거의 없다. 이러한 이유로 운기단법은 전문적인 호흡 수련을 하지 않더라도 일상생활에서 손쉽게 할 수 있는 대중적인 건강법이 될 수 있다.

운기단법은 마음공부를 통해 정충精充의 단계를 넘어 기장氣壯 단계의 수련을 하려는 사람에게 정기精氣를 중기中氣로 바꿀 수 있는 방법을 제공하는 훌륭한 호흡법이기도 하다. 몸의 건강을 찾는 것 이상의 수련을 목적으로 하는 경우에는 가능하면 손을 통해 기 에너지를 느끼는 손 지감수련과 진동수련을 하고, 365혈을 개혈한 다음에 이 수련을 해나가길 바란다.

축기를 하기 위해서는 어느 정도의 기 감각이 있어야 한다. 특히 순수한 천지기운을 받으며 축기를 하는 것과 기공에서와 같이 몸 안의 기운만을 돌리는 것은 큰 차이가 있다. 단지 건강 차원에 머무르지 않고 그 이상을 바라는 사람은 기초를 튼튼히 하여 차근차근 정확한 단계를 밟아 나가는 것이 바른 길이다.

    이번 장에서는 운기단법의 구체적인 방법과 운기단법 5진법으로 만성병을 치료하여 큰 효과를 본 실례를 상세히 소개할 것이다. 또한 깨달음을 원하는 사람들을 위해 중기와 진기 발생의 원리를 비유를 통해 설명할 것이다. 부디 이 호흡법이 널리 보급되어 건강을 원하는 사람에게 완전한 건강과 생활의 즐거움을, 깨달음을 원하는 사람에게 명상에 돌입할 수 있는 기초적인 방편이 되기를 바란다.

기본자세

정확한 자세는 수련에 큰 도움이 된다. 몸의 기운을 원활하게 돌리고 혈성을 살리며 마음을 안정시켜 자연스러운 집중을 유도해주기 때문이다. 특히 수련이 초보를 넘어 일정 단계에 이르면 자세의 미묘한 차이에 의해서도 기적으로나 심적으로 적지 않은 영향을 받게 된다.

원래 조신調身, 조식調息, 조심調心이 함께 되어야만 수련이 제대로 이루어질 수 있다. 이 세 가지가 조화를 잘 이루고 정기신이 조화롭게 되었을 때 건강도 깨달음도 얻을 수 있다. 불을 피울 만한 연료와 공기, 불쏘시개가 있고, 화로가 바르고 풀무질이 일정하며, 불 피우는 사람이 이러한 모든 조건을 조화시킬 수 있는 능력이 있을 때 비로소 무언가 이루어진다는 이야기이다.

자세는 호흡을 돕고자 취하는 것이다. 그러므로 조신, 조식, 조심은 서로 조화를 이루어야 한다. 억지로 자세를 취해서 호흡이 갑갑하고 불규칙해지거나 이로 인해 마음이 들뜨고 흔들린다면 자세가 갖고 있는 본래의 목적을 상실하게 된다.

따라서 각자가 조화를 깨지 않고 무리하지 않는 한도에서 자신에 맞게 호흡이 되면서 즐거운 마음으로 수련에 임할 수 있는 자세를 취하는 것이 최상의 방법이다. 남이 허리를 세우라고 했다고 펴지지 않는 허리를 억지로 세우거나 가부좌가 좋다고 무리하게가부좌로 앉아 수련을 하는 것은 모두 조화가 깨진, 일상적인 상식에도 맞지 않는 방법들이다. 우선 즐거운 마음으로 쉽게 할 수 있는 자세에서 시작하여 수련에 흥미를 붙인다. 그리고 어느 정도 기초가 닦이고 흥미도 생긴 후에, 보다 바른 자세를 취하기 위해 노력하는 것이 바람직한 초보자의 수련 방법이다.

운기단법에는 모두 걷기, 서기, 앉기, 눕기의 네 가지 자세가 있다. 이 중 앉은 자세가 가장 운기에 적합하고, 기타 자세는 수련을 돕는 보조 자세이다. 몸이 불편한 환자의 경우에는 앉은 자세 대신 누운 자세를 위주로 수련하여 건강을 회복하고 난 후에 앉은 자세로 바꾸어 수련을 하는 것이 좋다.

앞서 설명했듯이 본래 자세는 운기를 돕는 것에 그 목적이 있다. 처음부터 되지 않는 자세를 무리하게 취하려고 힘을 주면서 애쓰는 것은 바람직하지 않다. 예들 들면, 허리가 굽은 사람이 억지로 허리를 세우려고 하거나 가슴을 펴려고 하면 힘이 들고 긴장하게 된다. 또 어깨가 굳고 목이 굳은 사람이 억지로 힘을 빼려고 하면 심리적으로 위축된다. 이렇게 자신에게 맞지 않는 부자연스러운 동작은 호흡, 특히 내호흡과 같은 정기신이 일체가 되어 내부 의식 세계를 향해 들어가는 정신의 집중에는 오히려 방해가 될 뿐이다. 하단전에 힘이 붙고, 기운이 돌아 막힌 곳이 점차 뚫려나가면 불량한 자세는 자연히 개선된다.

기본적인 자세 교정은 도인체조 등을 통해 호흡하기 전에 충분히 몸의 근육을 이완시키고 틀어진 골격을 바로잡아주는 것이 좋다. 근본적인 교정은 어느 정도의 기간이 지나 수련이 진척되면 자연히 해결된다. 남의 흉내를 내지 말고 자기 수준에 맞는 자세를 취해서 점차 개선해나가다 보면 자연스럽게 좋은 자세가 나올 것이다.

앉은 자세

앉은 자세는 다른 자세에 비해 장소에 구애받지 않고 안정되어 있을 뿐만 아니라, 심리적으로나 생리적으로 기운을 아래로 내리기에 유리한 자세이다. 넓은 공간을 요구하지 않으며, 서서 하는 경우에 비해 상당히 안정되고 편한 자세라서 장시간 지속적인 수련이 가능하다. 혈액이 자연스럽게 하복부에 모이므로 기운의 발생과 마음의 집중에도 유리하다.

앉은 자세에는 다리를 꼬는 자세와(흔히 말하는 가부좌, 반가부좌, 일상생활에서 편히 앉은 자세) 의자에 앉아서 하는 두 가지 자세가 있는데, 각자의 개인 습관과 환경 조건에 맞추어 스스로 알맞은 자세를 선택한다.

일반적으로 잘 알려진 가부좌 자세는 〈그림-1〉과 같이 왼발을 오른쪽 허벅지 위에 올려놓은 다음, 오른발을 왼쪽 허벅지 위에 올려놓는(혹

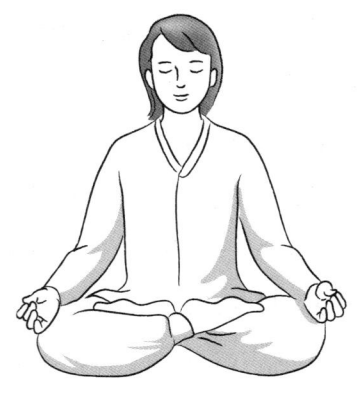 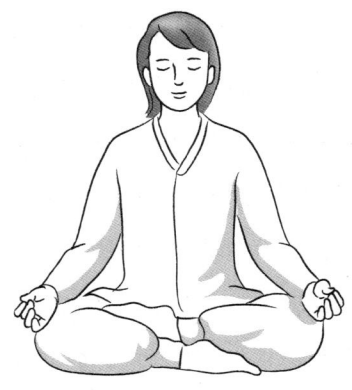

〈그림-1〉 가부좌 자세   〈그림-2〉 반가부좌 자세

    은 반대) 자세이다. 이 자세는 매우 견고하고 튼튼하며 안정된 자세이나 이러한 자세는 다리가 길고 허벅지와 장딴지에 살이 없는 인도인의 체형에 적합하다. 다리가 짧고 허벅지와 장딴지에 살이 많은 우리나라 사람이나 허벅지가 두꺼운 서구인에게는 오히려 신경이 쓰이고 어울리지 않는 단점 또한 있다.

    반가부좌 자세는 〈그림-2〉와 같이 오른발을 왼쪽 다리 위에 놓거나 혹은 반대로 하는, 한쪽 발만 다리 위에 올리는 자세이다. 이때 왼발을 위로 하는 자세와 오른발을 위로 하는 자세를 모두 취한 후, 불편한 쪽으로 자세를 열 번 취했으면 반대로는 여덟 번 정도만 취하는 식으로 하여 불편한 쪽을 위주로 자세를 취해 자세 교정도 할 수 있다. 우리 몸은 안 쓰는 부분보다 쓰는 부분이 더 발달하게 되어 있으므로 이렇게 안 쓰이고 안 되는 쪽을 더 사용함으로써 몸의 균형을 바로잡아야 한

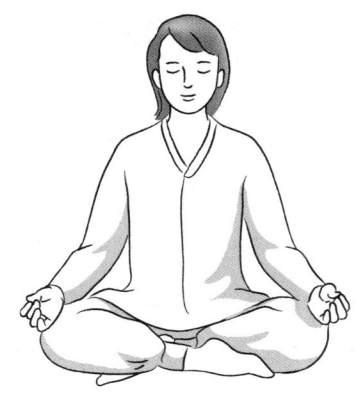 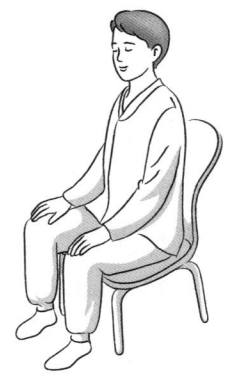

〈그림-3〉 편히 앉은 자세   〈그림-4〉 의자에 앉은 자세

다. 반가부좌 자세는 단학선원에서도 널리 쓰이는 자세이다.

　반가부좌 자세에서 허리를 살리기 위해 방석을 엉덩이에 적당한 높이로 깔아주는 방법이 있다. 근본적으로 허리가 펴지려면 고관절이 풀리고 아랫배에 힘이 붙어야 하는데, 이렇게 방석을 사용하는 방법은 허리를 편하게 세워주지만 어느 정도 축기가 안 되고 허리힘이 붙지 않은 상태에서는 펴진 허리가 다시 굽어지므로 오히려 허리 힘을 붙일 기회를 뺏을 수도 있다. 기초 체력과 도인체조를 통해 아랫배의 힘을 기르고 고관절을 풀며, 호흡을 통해 아랫배에 축기를 시키는 것이 방석에 의지해 허리를 세우는 것보다 바람직한 방법이라고 할 수 있다.

　편히 앉은 자세, 〈그림-3〉과 같이 자유로이 다리를 꼬아 두 다리를 서로 교차하여 앉는 자세로 일반 사람들이 흔히 앉은 자세이다. 이 자세는 비교적 편안하나 허리를 바로 세우기 힘든 단점이 있다. 마찬가지로 방석을 이용할 수 있으나 장기적인 관점으로 볼 때, 가능하면 반가부좌 자세를 취하는 편이 보다 바람직하다고 할 수 있다.

의자에서 앉은 자세를 취할 때는, 〈그림-4〉와 같이 허벅지는 수평이 되고 장딴지는 허벅지와 수직이 된 상태에서 두 발은 나란히 평형을 이루어 바닥에 닿게 한다. 두 무릎 사이의 간격은 두 주먹을 사이에 가지런히 놓았을 때의 너비 정도로 하며, 두 손바닥은 아래 혹은 위로 향하여 자연스럽게 허벅다리 위에 놓는다.

누운 자세

누운 자세로 수련을 하려면 〈그림-5〉와 같이 오른쪽으로 모로 누워 오른 다리를 구부려 바닥에 대고 그 위에 왼쪽 무릎을 구부려 오른 다리의 발목쯤에 올려놓는다. 팔은 오른손을 팔베개를 하거나 베개를 베고, 편한 자세로 놓아 둔 왼손을 왼쪽 바지 호주머니 자리 위치 정도에 놓는다.

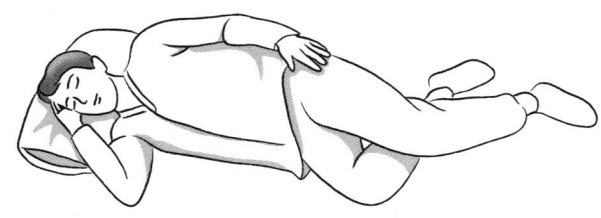

〈그림-5〉 누운 자세

이 자세는 앉은 자세의 보조로 취하거나, 신체가 허약하고 병이 심해 앉아서 수련하기 곤란한 사람들이 주로 사용하는 자세이다. 누운 자세는 우리 몸의 오른쪽에 있는 간장을 아래로 하여 간에 부담이 없는 자세이다. 왼쪽으로 눕는 것보다는 이렇게 오른쪽으로 눕는 것이 호흡에 무리가 없고 자연스러운 자세이다.

선 자세

선 자세는 앉은 자세의 보조 자세로, 단전에 자리가 잡히지 않아 기적 감각이 둔한 초보자에게는 그다지 도움이 되지 않는 자세이다. 원래 축기의 방법은 아기가 태어나서 목을 가누고, 앉고, 기어 다니다가 아장아장 걸을 수 있게 성장해 나가듯이 누운 자세에서부터 시작하여 앉고 서는 것이 순서이다. 선 자세는 어느 정도 높은 수준에 이르렀을 때 시도하는 것이 좋다. 그러나 늘 단전에 집중하는 생활 습관을 기르는 면에 있어서 선 자세가 매우 도움이 된다. 예를 들어 지하철이나 버스를 기다릴 때라든지 횡단보도에서 파란불이 들어오길 기다릴 때, 약속 장소에서 사람을 기다릴 때, 선 자세를 응용하여 수련을 하면 초조하게 담배나 피우거나 짜증을 내며 기다리는 것보다 건강에 훨씬 좋고 수련도 빨라진다.

  기다리는 장소에서 할 수 있는 선 자세의 예로는 〈그림-6〉과 같은 자세가 있다. 양발을 어깨 너비로 벌리고 서서 두 손을 단전 위에 포개어 놓음으로써 단전을 보호한다. 이때, 왼손 바닥을 단전 위에 놓고 그 위

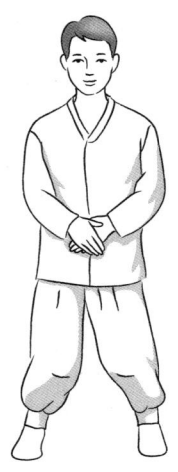

〈그림-6〉 선 자세

에 오른손을 놓는다. 단전을 보호하는 동작을 통해 보다 쉽게 단전의 열감을 느낄 수 있고, 이를 통해 쉽고 빠르게 단전에 집중할 수 있게 된다.

걷는 자세

걷는 자세는 한적하고 조용한 산길을 걸어갈 때 응용할 수 있는 방법이다. 길을 걷거나 산보할 때 시선의 방향은 자기 앞의 3~5보 앞을 바라보고, 코끝에다 의념을 두며, 정신이 다른 곳에 가지 않도록 한다. 호흡과 걸음의 보조는 두 발자국에 한 번 들이쉬고 두 발자국에 숨 한 번을 내쉬던지, 혹은 세 발자국마다 숨을 들이쉬고 내쉰다. 이 방법을 장기간 하게 되면 먼 길을 걸어도 그다지 피곤을 느끼지 않게 된다. 그러나 복잡한 거리나 위험한 길에서는 행하지 않는 것이 좋다.

수련을 도와주는 보조 자세

손

손의 움직임과 방향에 따라서 기운의 흐름은 영향을 받는다. 단학의 운기심공運氣心功 제1번의 경우나 천부체조, 지기공地氣功, 천기공天氣功, 합기공合氣功, 중국 기공인 동공動功이나 태극권 등 기를 느끼면서 기를 타는 수련법에서는 이러한 손의 방향과 자세, 움직임에 의해 기운의 흐름 또한 미묘하게 바뀐다. 어느 정도 기적인 감각이 살아나면 손의 자세에도 신경을 써서 기를 받고 정기신을 통일하는데 도움이 되도록 해야 한다. 비록 운기 호흡법에서는 외적인 움직임은 없지만, 내적인 기운의 흐름은 매우 강하므로 그때그때마다 손의 자세를 알맞게 취하여 기운의 흐름을 자신의 상황에 맞도록 조종할 수 있는 손의 자세를 취하는 것이 필요하다.

일반적으로 취하는 자세는 〈그림-7〉과 같이 손이 하늘을 향하는 자세로 하늘의 기운을 받아들이기에 좋은 자세[1]이다. 개혈 과정을 마쳐

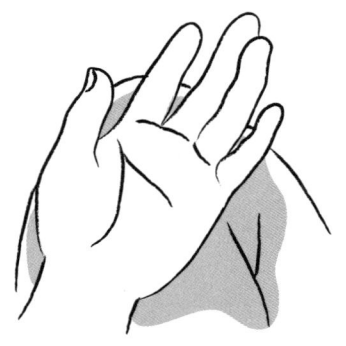 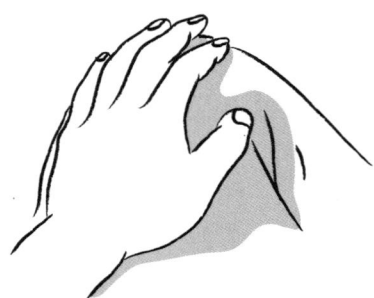

〈그림-7〉 기운받기 좋은 자세　　　　〈그림-8〉 기운이 역상할 때 취하는 자세

 기운이 유통되고 기 감각이 좋은 수련자들은 이 자세를 통해 실제로 외부로부터 기운이 오는 것을 느낄 수 있다. 이 자세를 계속해서 취할 때에는 손바닥이 하늘로 향하기 때문에 때에 따라서 기운을 너무 많이 받거나 기가 잘 뜨는 체질을 가진 사람의 경우에는 기운이 역상하기 쉬운 단점도 있다. 이 자세를 취해서 기운이 역상할 경우에는 〈그림-8〉과 같이 반대로 손바닥을 뒤집어 무릎 위에 올려놓으면 기운을 내릴 수 있다.
 〈그림-9〉와 같이 엄지손가락을 안으로 말아 쥐는 자세는 폐경을 보호하는 자세이다. 엄지손가락으로 흐르는 경락이 수태음폐경手太陰肺經에 해당하므로, 이러한 자세를 통해 자연스럽게 폐경을 보호할 수 있다. 이 자세는 호흡이 불편한 사람들이 취할 경우, 폐에 부담을 줄여 보

---

1) 이 자세는 양 장심掌心, 족심足心인 양 용천勇泉, 머리 꼭대기 중심인 백회가 모두 하늘을 향한 자세로 다섯 중심이 하늘을 향한다 하여 오심앙천五心昻天의 자세라고도 부른다.

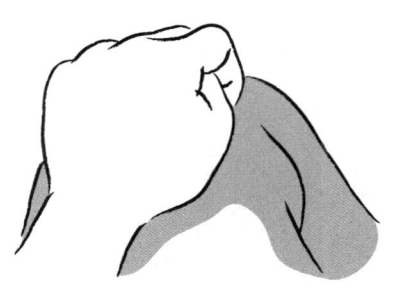
〈그림-9〉 폐경을 보호하는 자세

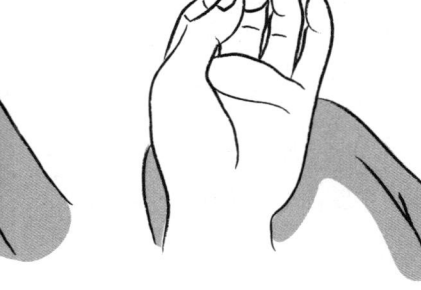
〈그림-10〉 삼지법

다 편안하게 호흡을 할 수 있는 장점이 있다. 손바닥의 방향은 손등이 위로 가도록 취하는 것이 보통이다.

삼지법三指法은 단학선원에서 많이 쓰고 있는 방법으로 〈그림-10〉과 같이 엄지, 검지, 중지를 서로 마주 닿게 하는 자세이다. 이 자세는 천지인 삼합을 의미하며, 집중력을 높이는 데 도움을 준다.

이 밖에도 다양한 손 자세들이 있다. 자세는 보조 역할을 하는 것이며, 중요한 것은 수련이 자연스럽게 되는 것이다.

입

입의 자세는 기운의 불필요한 소모를 막고 인중과 턱의 기운을 연결하여 독맥과 임맥이 자연스럽게 이어지도록 하는 것에 주된 목적이 있다.

입과 입술을 자연스럽게 닫아서 아래 위가 서로 맞붙어 벌어지지 않고 빈틈이 없어야 기운이 소모되지 않는다. 쓸데없이 입을 벌려서 기운이 새어나가지 않게 하는 것이 쉽지는 않다. 특히 비염이나 축농증 환자의 경우 이러한 자세를 취하는 것이 어려운 것이 사실이나, 어떠한 경우를 막론하고 될 수 있는 대로 코로 호흡이 되도록 노력하는 것이 좋다. 비염이나 축농증이 심한 경우에는 코로 숨쉬기 위해 어느 정도 병원에서 치료를 받는 것이 좋다. 물론 근본적인 치유는 5진법 단계에서 기운이 코 부분을 지날 때 비로소 이루어진다. 평소에도 말을 줄이고 하심下心을 길러 기운이 소모되고 기가 잘 뜨는 것을 막는 것은 수련에 큰 도움이 된다.

입을 다문 상태에서 혀는 위로 약 90도 정도 각이 되게 꼬부려 입천장에 가볍게 밀착시킨다. 이렇게 혀와 입천장이 밀착되면 독맥과 임맥이 연결된다. 어떤 수련자의 체험에 의하면 독맥과 임맥이 통할 때, 혀가 입천장에서 떨어지지 않아 애를 먹었다고 한다. 실제로 독맥과 임맥이 연결될 때에는 입 주위가 전기적인 느낌에 의해 마비가 된 듯이 느껴지고 건전지에 혀끝을 데었을 때보다도 훨씬 더 찌르르한 감각을 느낄 수 있다.

또 이렇게 혀와 입천장이 연결되어 운기가 잘 되는 경우에는 저절로 단침이 고이게 된다. 이때의 단침은 매우 건강에 좋은 훌륭한 성분으로, 녹차를 마시듯이 서서히 삼키면 호흡과 집중에도 방해가 되지 않을 뿐만 아니라 소화 기능을 도와 장 기능을 활성화 시켜 준다.[2] 수련이 높은 경지에 도달하면 옥침혈玉枕穴이 각성되어 인당, 상단전으로부터 내려오는 단침을 마실 수 있다. 이를 〈격암유록〉 '말중운'에서는 영천수

靈泉水라 하였다. 수련의 경지에 따라 단침의 효능 또한 달라진다.

　침을 삼킬 때, 침이 식도를 타고 들어가는 감각을 익히는 것은 수련에 큰 도움이 된다. 실제의 기운이 내려가는 감각은 단순히 침이 내려가는 것과는 차이가 있다. 수련이 진척되어 감각이 살아나면 스스로 그 감각을 찾게 될 것이다.

눈

눈은 우리 몸에서 가장 예민하고 화려하게 외부의 감각을 느끼는 감각기관이다. 우리 뇌는 이러한 눈에 의해 영향을 크게 받는다. 실제로 빛과 소리에 의한 뇌의 작용을 응용하여 뇌파를 내리는 기구[3]도 판매되고 있다.

　눈과 눈동자의 방향은 기와 마음의 방향과 밀접한 관계가 있다. 우리가 어떤 사물에 관심을 갖게 되면 눈이 그 사물에 쏙 빠져들게 된다. 예를 들어 예쁜 아가씨가 지나가면 눈이 그 아가씨에게 쏠리고 뒤따라 마음이 쏠려서 멍한 상태가 되는 것이다.

　기가 잘 역상되는 사람의 경우, 흔히 눈을 치켜뜨는 버릇이 있다. 이

---

[2] 이때 주의 할 것은 단순히 옥침을 위장으로 내려 보내는 것이 아니라 침의 기운을 단전으로 내려 보내어 로를 타오르게 한다는 것이다.

[3] 비알큐, 엠씨스퀘어와 같은 기구는 빛과 소리의 자극에 의해 신체적, 감정적인 효과를 가져오며 인간의 암기력과 집중력을 향상시킬 수 있도록 뇌파를 알파파 이하의 상태로 낮추어 준다. 이러한 자극에 의한 뇌기능의 활성화에 대해서 많은 연구 논문이 나와 있다.

런 사람들은 공통적으로 윗몸 일으키기를 할 때 얼굴이 쉽게 상기되는데, 이때 눈의 방향을 관찰하면 눈동자가 미간眉間이나 인당印堂 쪽으로 향한 경우가 대부분이다. 이러한 예에서도 눈과 기운의 관계를 쉽게 알 수 있다. 눈동자를 내리깔게 되면 기운이 아래로 가게 하는데 상당한 도움이 된다. 눈을 깃발 삼아서 기운이 돌도록 하는 방법도 있다.4)

그런데 우리는 일상생활에서 눈의 방향과 관계없이 마음이 가는 것을 흔히 경험할 수 있다. 예를 들어, 무슨 근심 걱정이 있는 사람이 상대방과 마주 앉아 이야기를 듣고 있다고 할 때 그의 눈은 비록 상대방을 향하지만 마음은 딴 곳에 가게 된다. 당연히 집중이 떨어지고 이야기를 모두 듣고 나서는 "그런데 뭐라고 했니?" 하는 식의 엉뚱한 이야기를 하게 된다. 즉, 눈의 방향도 중요하지만 더욱 중요한 것은 마음이다.

눈을 감은 상태에서 본다고 하는 것은 마음을 어느 한 부위에 보내는 것 즉, 내관內觀을 의미하는 것이다. 눈을 감고 의념으로 안을 볼 때에는 이러한 마음의 집중이 매우 중요하다.

예를 들어 운기단법 1진법을 연습했다면 가슴 부위를 보게 되는데, 이때 눈을 감았으므로 고개를 숙여 가슴을 보는 것이 아니라 의념으로 집중해서 가슴 부위를 보라는 것이다. 물론 눈동자가 가슴 방향을 향한다면 조금은 도움이 될 것이다. 그러나 기운을 가라앉히는 데 보다 중

---

4) 북창 정염 선생의 용호결龍虎訣에는 "폐기를 하려면 눈으로 깃발을 삼아, 기의 오르내림이 좌우전후 어디로나 마음먹은 데로 가게 하면 된다(閉氣者 以眠爲旗幟 氣之昇降 左右前後 莫不如意志所之)"라 하였다.(〈백두산족 단학지침〉 48~49쪽, 정신세계사)

요한 것은 마음을 집중하는 것이다. 가슴 부위의 실제적인 감각, 즉 물이 흐르는 듯한 느낌이나 따끔따끔한 느낌, 혹은 열감이나 전기적 느낌 등 기적인 감각을 느끼면서 시선이나 마음을 그 곳에 모으고, 이렇게 해서 모인 시선이나 주의를 한결같이 지켜나가는 것이 진기를 발생시키는 효과적인 방법이다. 그러면 자연히 그 부위에서 진기가 발생되어 더욱 강한 느낌이 올 것이다. 이러한 과정을 반복함으로써 처음에는 작은 느낌도 점점 크게 만들 수가 있다.

집중을 하려 할 때, 어느 정도 잡념이 생기면 생기나 보다하고 내버려 두는 것도 좋다. 그러다 보면 스스로 잡념이 가라앉는다. 잡념이 하나라도 생겨서는 안 되겠다 하는 생각도 사실은 욕심이고 잡념이다. 가장 좋은 것은 집중이 되면서 잡념이라는 게 무엇인지도 모르는 상태가 되는 것이다.

그러나 어떤 경우에는 눈을 감으면 호흡이 오히려 안 되고 잡념이 사라질 때까지 코끝에 집중하여 바라보면서 잡념을 끊어버린 후 눈을 감고 다시 호흡을 계속한다. 그래도 잘 사라지지 않을 때에는 숫자를 열부터 하나까지 거꾸로 천천히 세면서 가라앉히는 방법도 있다.

기타 부위

그 밖에 다른 신체 부위의 자세는 다음과 같다. 물론 자세는 조금씩 교정하려는 노력과 수련의 진전에 따라 저절로 되어지는 것이지 억지로 무리하게 추구할 필요는 없다.

어깨는 충분히 힘을 빼서 이완을 시키고, 아래로 내려 드리운다. 허리는 곧게 펴되 힘을 주지 말고, 가슴을 내밀거나 허리를 구부리지 않는다. 머리를 너무 쳐들거나 숙여도 안 된다. 아래턱은 목 쪽으로 조금 당기듯 하고 머리는 마치 천정으로부터 머리 꼭대기에 실이 매달려 걸려져 있는 것처럼 한다.

어깨가 이완되지 않으면 전체적으로 자세가 경직되기 쉽다. 가슴을 너무 내밀려고 하면 지나친 힘이 들어가고, 허리를 많이 구부리면 졸음이 오기 쉽다. 머리를 쳐들면 기운이 역상하기 쉽고 너무 숙이면 졸음이 잘 온다.

허리를 세우는 이유는 허리 주위의 힘을 살려 명문혈의 혈성을 살리는 데 그 목적이 있다. 명문혈命門穴은 말 그대로 생명이 들어오고 나가는 곳으로 단전의 단을 형성하고 현관의 로爐를 타오르게 하기 위해서는 우선 명문이 살아나야 한다. 단학의 명문호흡과 일반 복식호흡은 처음에는 그 모습이나 형태가 비슷해 보일지 모르나 수련이 진척된 결과는 크게 차이가 난다.

운기단법의 2진법과 3진법이 제대로 되려면 단전의 기적 느낌뿐만 아니라 허리에 있는 명문의 혈성 또한 살아나야 한다. 따라서 적당히 허리 힘을 살리는 것도 수련의 지름길이라 할 수 있다. 〈그림-11〉과 같이 자신의 밑으로 9명, 자신의 위로 9명이 인간의 석탑을 쌓았다는 기분으로 앉으면, 자연히 백회와 회음을 일직선으로 연결할 때 지면과 수직이 된다.

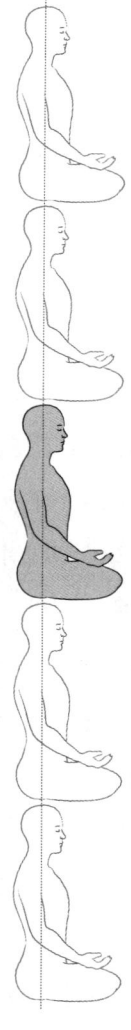

〈그림-11〉

호흡

경락은 우리 몸에 마치 고속도로나 철도와 같은 역할을 해 준다. 고속도로나 철도가 정체 없이 잘 운행될 때 전국 방방곡곡에 필요한 물자나 산업용 기계, 기술 및 연구 인력이 적재적소에 제 때에 갈 수 있는 기반을 만들어 줄 수 있듯이 우리 몸의 경락이 막힘없이 순조롭게 운행되어야만 정기신의 진기가 필요한 곳에 제때에 제대로 공급이 된다.

이렇게 몸에 고도의 에너지인 진기가 골고루 전달될 때 몸이 제 기능을 발휘할 수 있는 것이다. 경락의 진기 운행과 직접 관계있는 호흡은 외호흡이 아닌 내호흡이다. 수련에 있어서 외호흡은 내호흡을 돕기 위한 방법의 일종으로 외호흡의 목적은 내호흡, 즉 기의 운행과 정기신의 집중을 통한 내부 의식으로의 몰입을 돕는 것이다.

폐의 기계적인 운동은 흉부의 확장과 위축, 횡경막의 오르내림으로 정의할 수 있다. 보통 정상적인 성인의 경우, 평온한 상태에서 매분 18회 정도 기계적인 호흡을 한다. 이러한 기계적인 호흡은 사람이 갓난아기로 출생한 이후 대기압과 폐압력의 차이에서 본능적으로 시작된다.

앞서 말했듯이 우리가 빛을 향해 앉았을 때 빛을 받는 쪽인 음의 맥은 숨을 내쉴 때에 진기가 내려가게 되고, 반대로 빛을 받지 않는 쪽인 양의 맥은 숨을 들이쉴 때 진기가 올라가는 것이 우리 몸의 생리 구조이다. 즉, 숨을 내쉴 때는 진기가 임맥을 타고 단전까지 가고, 숨을 들이쉴 때는 충맥衝脈의 일부를 타고 올라가 심장의 기운과 신장의 기운이 교차되어 즉 물 기운과 불기운이 서로 돕게 되는 것이다.

운기단법이 3진법의 단계를 넘어서게 되면 진기가 독맥을 관통하게 된다. 진기는 숨을 들이쉴 때 독맥을 타고 머리로 오르고, 숨을 내쉴 때 수삼음경手三陰經[5]을 타고 가슴으로부터 손가락까지 가게 되며, 숨을 들이쉴 때 수삼양경手三陽經[6]을 타고 진기는 손으로부터 머리로 가게 된다. 숨을 내쉴 때 족삼양경足三陽經[7]을 타고 진기는 머리로부터 발끝

---

[5] 수태음폐경手太陰肺經, 수소음신경手少陰心經, 수궐음심포경手厥陰心包經 등 손바닥 쪽으로 흐르는 경락을 말한다. 수태음폐경은 엄지손가락의 소상혈少商穴로, 수소음심경은 새끼손가락의 소충혈少衝穴로, 수궐음심포경은 가운뎃손가락의 중충혈中衝穴로 연결이 되어 있다. 손바닥의 안쪽이면서 모두 1, 3, 5의 수 즉, 홀수 손가락의 위치에 놓여 있다.

[6] 수양명대장경手陽明大腸經, 수태양소장경手太陽小腸經, 수소양삼초경手少陽三焦經을 말하며 수양명대장경은 둘째 손가락의 상양혈商陽穴, 수태양소장경은 새끼손가락의 소택혈少澤穴에서, 수소양삼초경은 넷째 손가락의 관충혈關衝穴에서 시작하는데, 새끼손가락에 위치하지만 손 바깥쪽에 위치하므로 사실상 여섯째나 다름이 없다. 즉 2, 4, 6번인 짝수에서 시작한다. 앞의 음의 경락은 홀수에서 끝이 났으나 뒤의 양의 경락은 짝수에서 시작하는데 이러한 이치는 극에 달하면 변하는 이치로極則反) 생각할 수 있다. 즉, 음이 극에 달해 양수로 끝나고 음의 극에서 양이 생하는 이치로 볼 수 있다. 무시무종無始無終 즉 시작도 끝도 없이 다만 극에 달하면 변할 뿐이다.

까지 가게 되며, 숨을 들이쉴 때 족삼음경足三陰經[8]을 타고 발에서부터 복부로 가게 된다. 자세히 알기를 원하는 사람은 참조하고, 그냥 호흡만 할 사람은 따로 이를 살펴보지 않아도 좋다.

숨을 들이쉴 때는 흉부와 옆구리가 바깥과 위로 향하면서 횡경막이 내려가고, 흉강胸腔이 확대되며 복강服腔이 상대적으로 축소되어서 아랫배가 압박을 받게 된다. 흉강과 복강의 이러한 기계식 확장과 수축 운동은 진기의 발생, 증가와 함께 진기의 운행에 영향을 미친다. 예를

---

[7] 족양명위경足陽明胃經, 족태양방광경足太陽膀胱經, 족소양담경足少陽膽經을 말하며 각기 둘째 발가락의 여태혈, 다섯째 발가락의 지음혈至陰穴, 넷째 발가락의 족규음혈足竅陰穴로 내려감을 말한다. 앞서 양맥은 오르고 음맥은 내린다 하였는데 어찌하여 족삼양맥은 아래로 내려가는가? 지구에는 북반구가 있고 남반구가 있다. 대맥을 적도로 단전을 지구의 중심으로 볼 때, 더운 바람은 적도에서 위 아래로 불고, 찬 바람은 양극에서 적도를 향해 부는 것이다. 양맥이라 함은 그 성격을 말함과 동시에 단전을 기준으로 생각하여 머리를 북극, 발을 남극이라고 생각하면 단전에서 멀어지는 즉, 내려가는 것이 아니라 올라가는 것이다. 아까와는 달리 수가 양수가 아닌 음수, 즉 2, 4, 6수에서 양맥이 끝남은 양이 극에 달하면서 음이 생기는 이치이다. 이러한 이치들은 초승달과 보름달을 보면 이해가 빠르다. 또한 북반구의 여름은 남반구의 겨울이듯 대맥을 중심으로 볼 때 들이마시는 숨에 수삼양맥은 기운이 오르고(여름) 족삼음맥의 기운이 돌아오며(겨울), 내쉬는 숨에 수삼음맥의 기운이 내려가고 족삼양맥의 기운이 오른다. 그리고 하늘을 양, 땅을 음으로 볼 때 족삼양맥의 기운은 땅의 기운에 응하여 음기를 받고 음이 생하고, 수삼음맥의 기운은 하늘의 기운에 응해 양기를 받고 양이 생한다 할 수 있다. 따라서 손에서는 하늘의 기운에 응하여 음이 극에 달해 양이 생하고 발에서는 땅의 기운에 응하여 양이 극에 달해 음이 생한다.

[8] 족삼음경은 족태음비경足太陰脾經, 족소음신경足少陰腎經, 족궐음간경足厥陰肝經을 말하며 숨을 들이쉴 때 중심으로 모이는 즉 내려가는 것이다. 그 경락의 시작은 엄지발가락의 은백혈隱白穴, 족심足心의 용천혈湧泉穴, 엄지발가락의 대돈혈大敦穴에서 시작되는데, 발가락의 번호 수가 아닌 엄지라는 홀수, 중심이라는 홀수로 이해하면 이 역시 하나라는 큰 홀수에 해당하여 양에서 음이 생하는 이치를 보여준다. 이 극에 달하면서 음이 생기는 이치이다. 이러한 이치들은 초승달과 보름달을 보면 이해가 빠르다.

들어 족삼음경의 진기는 숨을 들이마실 때 위로 오르게 되며, 신경락의 진기는 숨을 들이마실 때에 족소음신경락을 따라 위로 흉부까지 올라가서 심포경과 심기교에 주입되는데, 소위 말하는 '콩팥의 물이 넘어나 심장의 열을 친다'는 것이 바로 그것이다. 동시에 간경락의 진기가 올라가면서 폐경락에 주입되고, 비장경의 진기가 위로 올라가서 심경락에 주입되는데 이것이 소위 말하는 간, 비장의 기가 응당 올라가야 한다는 것이다. 수삼음경의 진기는 숨을 들이쉬는 동시에 머리까지 돌면서 족삼양경과 맞물리는데, 이것으로 말미암아 삼양三陽이 얼굴에 완성된다는 말이 나오는 것이다.

숨을 내쉴 때 두 옆구리가 안으로, 아래로 조여들면서 횡경막이 올라가고, 흉강이 축소되어 복강이 상대적으로 확대되면서 흉강의 진기가 압력을 받아 임맥을 따라 단전으로 들어가 소위 말하는 심신心腎이 서로 만나 명문의 불을 보충한다는 상태에 이르게 된다. 동시에 수삼음경의 진기가 가슴으로부터 손가락으로 향하면서 수삼음경과 서로 이어져 만나며, 족삼양경의 진기는 머리로부터 발끝까지 돌아 족삼음경과 서로 이어져 만나게 된다. 경락의 기운은 대략 이러한 대순환을 한다.

호흡 조절 시 내쉬는 숨에 의식을 집중하면 진기가 발생하는데, 이때 발생된 진기를 계속해서 내쉬는 숨에 집중함으로써 자연스럽게 임맥을 따라 단전으로 보낼 수 있다. 이를 통해 단전에 축기가 이루어진다.

들이마시는 숨은 별로 주의하지 않아도 상관이 없는데 그 이유는 대기압과 폐 내의 압력 관계에 의해 자연적으로 어느 정도 숨을 뱉게 되면 그 만큼의 신선한 공기가 폐 속으로 들어오게 되어 있기 때문이다. 그러므로 들이마시는 숨에는 특별히 신경을 많이 쓰지 않더라도 자연스럽게 진기가 발생되어 쌓이게 된다.

심리적인 측면에서 보더라도 사람은 숨을 내쉴 때 보다 편안한 감을 느끼며, 이완이 잘 되고, 마음이 차분히 가라앉는다. 일상생활 중 자신이 원하는 물건이나 음식이 보일 때 자신도 모르게 깊게 숨을 들이마시고, 또한 어떤 일에 있어서 포기나 체념을 할 때에는 한숨을 쉬거나 내쉬는 숨이 저절로 되어진다. 불만이 가득한 상태, 열을 받은 상태에서는 내쉬는 숨이 열을 밖으로 내보내 주게 되어 편안함을 준다. 만약 열을 받은 상태에서 억지로 숨을 들이마시면 엎친 데 덮친 격으로 더욱 열을 받게 된다. 따라서 임맥이 막히고 기가 역상되고 가슴이 답답하고 호흡이 잘 안 되는 사람은 내쉬는 숨을 위주로 수련하는 것이 바른 길이다.

심호흡을 하는 것은 단전에 기가 많이 쌓이게 하기 위한 것이다. 그런데 들이쉬는 숨에 주의하여야 한다고 들이쉰 숨을 참거나, 보다 많이 들이쉬려고 하는 사람들이 있다. 그러나 그러한 호흡은 부자연스러울 뿐만 아니라 사실은 공기가 폐 안에만 머물게 될 뿐, 정작 중요한 진기는 단전에 들어가지 못하므로 실질적인 축기에는 도움이 되지 않는다.

심호흡을 할 때에도 아랫배에 일정한 감각이 느껴지지만 그것은 단지 횡경막이 내려갈 때 생기는 일종의 압박감에 불과하다. 숨을 들이쉬는데 주의를 하게 되면 이때 가슴 속에는 당연히 기가 꽉 차 들어가게 되어 가슴이 침침해지고 숨이 차게 된다.

　이러한 원리를 모르고 억지로 수련을 하면 실제적으로 기가 신체 안에서 흐르는 방향과는 반대로 의식적으로 기를 하단전으로 내려 보내므로 부자연스러운 호흡의 결과 가슴이 갑갑해지며 부작용이 나타난다. 압력이 커질수록 반압력도 커지기 때문에 강하게 숨을 들이쉬다가 숨을 쉬는 것을 잠깐만 늦추더라도 단전에 강제로 억제되어 있던 기가 쉽게 위로 치밀어 오르게 된다. 이렇듯 기가 역상逆上되면 저급한 기운이 엉뚱하게 임맥을 타고 머리의 경혈로 들어가서 두통이 생기고 머리가 어지러워진다. 이러한 호흡법은 초보자나 특히 기가 잘 뜨고 임맥이 막힌 사람에게는 매우 나쁜 방법이다.

　숨을 들이쉬거나 지식하는 방법을 사용하게 되면 기가 단전에 쌓이지는 않지만 복부, 내장, 근육, 위 등에 대한 장운동의 효과는 가져올 수 있다. 그로 인해 장 기능의 회복과 숙변 제거에 도움이 되므로 장운동으로 건강에 도움이 된다. 그러나 이런 호흡법은 진기를 발생시켜 임맥과 독맥을 관통, 온몸을 진기체화眞氣體化하고 나아가서는 더 높은 단계의 기초를 닦는 목적에는 결코 도달할 수 없다. 이런 호흡법으로 억지로 호흡을 잘 해보려는 지나친 욕심을 부리게 되면 몸에 무리만 가져와 오히려 잘못된 수련으로 많은 병이 발생할 수 있다.

　들이쉬는 호흡은 내쉬는 호흡이 어느 정도 익혀진 후 자연스럽게 터득된다. 또는 지도자의 지도를 받으며 무리 없이 자연스럽게 들이쉬는 방법, 즉 단전에 터를 닦아서 기운이 뜨지 않게 하면서 호흡하는 방법을 배워 터득할 수도 있다. 함부로 들이쉬는 호흡에 집착하면 이득보다는 해가 더 크다. 그러므로 숨을 한 번 들이쉬고 내쉬는 것에 대한 효과를 충분히 이해하여 그러한 부작용이 없도록 조심해야 한다.

다시 정리하면 내쉬는 호흡은 초보자가 기를 발생시키고 축기하는 데 큰 도움이 된다. 물론 자연적으로 이러한 외호흡의 단계를 지나 기적 감각을 느껴가며 내부 의식을 향해 들어가는 내호흡이 되면 외적인 호흡은 특별히 신경을 쓰지 않아도 된다. 잘못된 호흡법으로 고생하는 분이나 초보자는 이러한 자연스러우면서도 집중을 돕는 내쉬는 호흡법에서부터 출발하여 잘못된 호흡 습관을 교정하고 집중력을 향상시키는 편이 보다 바람직할 것이다.

몇 가지 당부하고 싶은 말이 있다. 실제 호흡에 있어서는 복잡한 이론이 필요 없다. 다만 내쉬는 기계적인 호흡에서 시작하여 내호흡으로 가도록 스스로 연습하면서 터득하는 것이 바람직하다. 초보자는 복잡한 이론보다 실제적인 연습이 더 중요하다. 책을 보고 연습할 수도 있지만 그때그때의 상황에 맞추어 지도할 수 있는 지도자를 따르는 게 최선의 방법이다.

마음가짐

1. 묵언하심默言下心하여 기가 새어나가고 뜨는 것을 막는다.
2. 법을 전해준 하늘과 조상, 사람들에게 감사하는 마음을 가져야 한다.
3. 항심恒心으로 정진한다.
4. 자기의 공을 내세우거나 자랑하지 않고 음덕陰德을 쌓는다.
5. 과음·과식·과로·과색을 삼가고 늘 의수단전意守丹田하여 들뜨지 않는다.
6. 기적인 현상이나 능력에 현혹되지 말고 수심守心하여 양신養神한다.
7. 항상 밝은 얼굴로 화기광명심和氣光明心을 갖도록 한다.
8. 대자연을 사랑하고 벗하며 천지간을 소요逍遙하는 여유 있는 마음을 갖는다.
9. 행하지 않고 얻으려는 것은 하늘에 역행하는 것이니 정성精誠과 순천順天의 마음을 가진다.

10. 공심을 가진 사람만이 천지의 마음을 알 수 있으니 마음을 비워 천지의 마음을 터득한다.

이상이 수련자가 명심해야 할 열 가지 사항이다. 그런데 이때에 가장 중요한 것은 수련자의 명심 사항을 외우는 것이 아니라 실천하는 것이다. 관념적인 선행은 실제의 선행과 별개이다. 도덕 시험에 백점을 받는다고 도덕적인 인간이 아니듯 아는 것을 실천하는 것이 중요하다.

어떤 수련자는 주위와의 조화를 깨면서까지 명심 사항만을 지키려고 한다. 물론 흔들리지 않는 부동심을 갖는 것이 곧 실천의 뿌리가 되는 것이 사실이다. 하지만 조화를 깨면서까지 명심 사항만 지키려는 것은 명심 사항 중에서 가장 중요한 공심과 거리가 먼 이기심일 수도 있다. 또한 조화의 법을 익히기 위해서 이 공부를 하는데 조화를 깨는 것은 자기모순이다. 어떠한 사상이나 이론, 동작은 본래 목적을 이루기 위한 방편이지 그 이상도 그 이하도 아니다. 즉 이용하는 대상이지 자신이 그런 것에 걸려서 꼼짝 못하는 울타리나 철장이 되어서는 안 된다.

자기 공을 알리지 말라고 했다고 하여 수련 체험기나 여러 가지 발표를 거부하여 다른 사람이 수련을 접할 수 있는 기회를 없애 버린다든지, 묵언하심하라고 해서 말해야 될 장소에서 침묵을 지켜 분위기를 어색하게 한다든지 하는 것은 모두 자기 위주의 발상이다. 진정으로 자기가 없는 사람은 공을 알려도 자기의 공이 아니라 본래 나온 근본

자리의 공이므로 하나도 꺼릴 게 없다. 하심이 된 마음은 부모의 마음과도 같아서 남을 위해서 자신을 희생하더라도 조화를 깨지 않는다. 진정으로 자기가 없는 천지마음을 얻기 위해서는 수련자 명심 사항의 참뜻을 이해하고 조화로써 이를 받아들여야지 불완전한 말에 걸려서는 안 된다.

공심을 터득하기 위해서는 분별심이 있어서는 안 된다. 함께 시작한 도우가 나보다 수련이 빠르다고 그것에 마음을 빼앗기고, 남이 진동을 한다고 나도 해야지 하며, 남이 대맥이 돈다고 나도 돌려야 하는 등 자신을 남과 비교하는 것은 다 잘못된 수련 자세이다.

또 남보다 자신의 수련이 조금 빠르다고 우쭐대는 것 역시 분별심이다. 이러한 것들은 초보자가 빠지기 쉬운 함정들로 모두 나라는 것을 의식하기 때문에 남과 비교를 하고 부러워서 서두르거나 잘한다고 우쭐대는 마음이 생겨나는 것이다. 공심을 가진 사람은 나를 내세우거나 의식하지 않는다. 자신에 대한 말을 많이 하지 않는다. 자신에 대해 이야기하는 것이 벌써 자신을 의식하는 것이기 때문이다. 자기를 잊는 것이 묵언默言이요, 하심下心이다.

〈참전계경〉 제18조 '허령虛靈'에는, "허령이란 마음을 맑게 비우는 것을 뜻한다. 사물에 걸림이 없이 마음을 비운 사람은 금과 옥처럼 영롱하게 빛나고, 빈 가운데에서 이치와 기운이 생겨 크게는 우주를 두루 돌고 작게는 티끌까지 들어간다. 그 이치와 기운은 텅 비어 있으면서 또한 신령하다"고 하여는 공심이 수련에 있어서 얼마나 중요한지를 잘

보여준다. 정지正知에 이르러 신명 공부를 하고 도의 경지에 들고자 하면 이러한 마음가짐이 있어야 한다.

초보자가 선악을 따지고, 청탁을 나누며, 후박을 이야기하는 것은 모두 분별심에 빠진 것이다. 선악은 본래 하늘이 나눈 것이며, 청탁은 비슷한 기운이 스스로가 끌고 당기어 하늘에 드러내 보이는 것이며, 후박 또한 스스로 나타내 보이는 것으로 하늘은 이 모두를 가림이 없이 두루 포용한다.

도인의 분별은 도인이 일으키는 것이 아니라 사물이 스스로 일으킨 모습 그대로 조화에 맞추어 따르는 것이지, 미리 논하고 나누어서 사물이 모습을 드러내기 전에 몰아붙이고 따지는 것과는 거리가 멀다. 진정 하늘마음을 터득하고 기운 장난이 아닌 하늘의 심정과 연결되길 원한다면 자신의 거짓된 분별을 버리는 것에서 수련을 시작해야 한다. 참분별은 되어져 나타나는 것이지 억지로 나누는 것은 아니다.

자식을 둔 부모나, 남녀 간에 연애를 해본 사람은 사랑이 무엇인지 알 수 있을 것이다. 사랑은 논리가 아니라 실제이다. 논리로 따지고 분석하려고 들면 그 본질을 잃어버리고 관계가 변질된다. 공심은 논리적으로 되는 것이 아니라 실제 행동을 통해 얻어진다.

믿는 마음이 필요한 까닭은 진기는 마음에서 나오기 때문이다. 마음의 집중, 심파와 정기의 만남에서 진기는 발생한다. 따라서 믿는 마음이 없으면 진기도 없다. 믿음이 지속되어 실천으로 옮겨지면 항심이 된다. 항심은 쉼 없이 조급해 하거나 서두르지 않고 꾸준한 것이며 정성스런 마음이 함께 하는 것이다.

〈참전계경〉 제30조 '불식不息'에 보면, "불식이란 지극한 정성을 쉬지 않는 것을 말한다. 지극한 정성을 가지고 계속하는 것과 쉼이 없이 그저 계속하는 것은 서로 다르다. 그것은 도력이 힘껏 모아지는 것과 사람의 욕심이 일어났다 사라졌다 하는 것의 차이로 벌어진다"라고 전한다. 불식은 정성으로 쉬지 않고 하는 수련과 정성이 없이 단지 연속적으로 계속하는 수련의 차이를 잘 설명해 준다. 정성을 다하는 것이 진정한 항심이다.

수련 시에 일어나는 기적인 현상

한마디로 기적인 현상은 수련 과정에서 나타나는 현상으로 본래 단학 수련의 목적은 아니다. 단학의 근본 목적인 성통공완性通功完의 의미를 모르는 사람이나 깨달음이 무엇이며 사명이 무엇인지도 모르는 사람이 대맥이 돌고, 소주천이 되었다고 하는 것은 모두 기 자랑에 불과하다. 그것은 본성광명이나 인간완성과는 동떨어진 일이다. 다만, 초보자가 잘 모르고 두려워할 것을 생각하여 몇 가지 기적인 현상의 예를 적고자 한다.

    수련이 진척되면 기의 작용에 의해 신체상에 많은 생리적 변화와 여러 가지 기적인 현상이 발생한다. 수련이 깊어짐에 따라 진기의 움직임, 경락의 개통으로 말미암아 신체 각 부분에 각종 기적인 현상이 나타난다. 일반적으로 나타나는 현상은 다음과 같다.

몸이 커지는 느낌

운기단법을 하다보면 어떤 때는 몸이 점점 커지는 듯한 느낌이 든다. 이 현상은 실제로 자기 몸이 커지는 것이 아니라 진기가 잘 유통되고 모세혈관이 확장되어서 신체의 각 부위가 팽창되고 기운이 가득 차 넘치는 감각을 느끼는 것이다. 몸이 커져서 벽을 뚫고 나가고 머리카락이 막 커져서 집 천장을 뚫고 나간다는 옛 글의 표현은 모두 다 이러한 기적 현상에 대한 설명들이다.

몸이 오므라드는 느낌

몸이 점점 오므라드는 느낌은 퍼져 있던 진기가 안쪽으로 모여 단전에 집중되면서 느껴지는 현상이다. 즉, 외부로부터 안으로 진기가 모이므로 안쪽을 향해 압력을 받으면서 오그라드는 것처럼 느껴지는 것이다.

가벼워지면서 몸이 뜨는 느낌

몸이 마치 구름처럼 가벼워지면서 둥둥 떠서 하늘을 나는 듯한 느낌이 들 때가 있다. 머리가 천장에 닿는 듯한 느낌이 바로 그것이다. 이 현상은 보통 일반적으로 숨을 들이쉴 때 나타나는 현상으로, 숨을 들이쉴 때 진기가 위로 향하여 수련 중 어느 정도 시간이 되어 고도의 집중 상태에 들어가면 몸이 올랐다 내려갔다 하는 마치 비행기를 탄 듯한 느낌이 든다. 옛 사람들은 이러한 현상을 '받아들일 때는 나는 것 같고 내보낼 때는 기러기가 떨어지는 감이 난다'고 말하였다. 몸에 진기가 충만

하면 평소 걸어 다닐 때에도 몸이 가벼워지는 느낌이 나면서 힘이 들지 않고, 무거운 것을 들어도 무거운 줄을 모를 정도로 힘이 넘쳐흐르게 된다.

느낌만이 아닌 실제로 몸이 뜨는 현상은 매우 고도화된 단계에서 나타나는 현상이다. 실제로 기운이 뜨는 현상과 가벼운 느낌과는 수련에 있어서 매우 큰 차이가 있다. 그러나 몸이 뜬다고 본성광명이 되고 성통공완하는 것은 아니다.

옛날 인도의 한 수도자가 깨달음을 얻으러 스승을 만나러 갔다. 스승에게 법을 전수받은 후에 제자는 삼 년 간의 고행 끝에 물 위를 걸어 다닐 수 있는 능력을 얻었다. 제자는 자랑스럽게 스승에게 갔다. 스승이 그 동안 무엇을 얻었느냐고 묻자, 제자는 자신의 능력을 자랑스럽게 말하였다. 그러자 스승은 배를 타고 건너면 될 것을 무엇 하러 삼 년을 소비하였느냐고 말했다. 부처님도 제자들이 강을 건널 때 배를 타지 않고 초능력을 써서 건너려 하자 이를 꾸짖은 적이 있다. 이는 함부로 능력을 사용하여 생겨날 폐단을 경계하심이다.

옛날에도 이러한 행동을 가리켜 '본질이 아니다. 참된 도가 아니다' 하며 경계하였는데, 현대 과학이 모든 것을 해결해 주는 오늘날에 이런 행동은 시간 낭비일 뿐이다.

물론 공심을 가지면 이러한 능력을 옳게 활용할 수도 있다. 사실 공功 능력을 계발하는 수련을 열심히 하면 공능력은 계발된다. 다만 중요한 것은 능력을 사용하는 마음이며, 마음이 닦이지 않으면 그 능력은 자기 것이 될 수 없다는 사실이다.

　사람을 조화롭게 쓸 줄 아는 사람은 남을 지도할 수 있지만 사람을 조화롭게 쓰지 못하는 사람은 다른 사람을 지도할 수가 없다. 마음이 닦이지 않으면 아무리 좋은 능력이 있어도 돈의 노예, 명예의 노예, 향락의 노예가 될 뿐이다. 다스릴 수 없는 능력은 자기 자신과 사회와 인류를 파멸로 이끌 수 있다.

　한 수도자가 열심히 기도하여 이에 신이 그에게 마음먹은 대로 모든 일이 이루어지는 능력을 주었다. 그런데 그는 '동굴이 무너지면 어떻게 하나' 하는 걱정을 하다가 동굴이 무너져 결국 그러한 엄청난 능력을 제대로 써보지도 못하고 죽었다는 이야기가 있다. 능력을 얻고자 한다면 먼저 마음을 닦아야 할 것이다.

무거워지면서 몸이 가라앉는 느낌

앉은 자세에서 운기단법을 할 때, 몸이 태산에 눌린 듯하며, 든든한 바위처럼 밧줄로 당겨도 움직이지 않을 것처럼 느껴질 때가 있다. 이러한 느낌은 진기가 아래 방향으로 내려가면서 기운이 쫙 가라앉아서 일어나는 현상이다.

몸이 차가와지는 느낌

초보 단계에서 보다는 어느 정도 수련이 진전되면 임독맥이 유통되어 심장과 신장의 기운이 서로 자연스럽게 순환되면서 수승화강이 잘 일어날 때가 있다. 이때 수련자는 심장과 콩팥 사이가 시원해지고 차가와지며 몸이 편안해지는 느낌을 가진다.

이런 현상은 신장의 음기가 충족되면서 신장에서 뿜어 나오는 수기가 위로 올라 전신을 감싸고돌기 때문에 시원하고 차게 느껴지는 것이다. 오랜 시간 수련을 해보면 보통 기운의 느낌은 계속 열감이나 차가운 느낌으로 나타나는 게 아니라 계속 변한다. 더워졌다가 차가워지며, 차가워졌다가 더워지는 것이 마치 계절이 변하는 것과도 같다.

몸이 허약한 사람이나 환자들은 몸이 정말 차서 몸에서 냉기가 나오는데, 이러한 기운과 위에서 말하는 기운은 그 성격이 전혀 다르다. 보통 몸에 열감이 발생한 후에 신장의 수기가 수승화강 작용으로 운기되면서 몸이 차와지는 것이 제대로 된 현상이다. 처음부터 냉기가 도는 것은 몸에서 사기邪氣가 나가는 것일 가능성이 높다.

몸이 더워지는 느낌

수련을 시작했을 때 일반적으로 가장 빠르게 나타나는 느낌이다. 마치 햇볕을 쬐는 것 같고, 난로불이 가까이 있는 것 같은 이 느낌은 처음에는 손에서부터 시작해서 폐경을 타고 가슴 부위가 더워지고, 임맥을 따라 내려가 명치와 단전이 더워지며, 그 후로 허리 부위(대맥), 사지, 전신이 더워진다. 이 현상은 진기가 왕성해지면서 진기가 넘쳐 경락을 따라 움직이며 나타나는 현상이다.

어떤 경우에는 온몸이 동시에 확 달아오르기도 하는데 이럴 때는 먼저 단전에 의식을 집중하여 충분히 기운을 모으고 난 후 몸의 기운이 어느 정도 가라앉으면 다시 경락을 타고 돌리면 된다.

몸이 아픈 환자의 경우, 이렇게 의식을 집중함으로써 아픈 곳을 고칠 수 있다. 어느 정도 진기가 발생하여 저장된 후에는 곧바로 자신의 의식을 아픈 부위로 보내어 그 부위에 진기를 발생시킨다. 모자라는 진기가 더 흡수가 잘 되기 때문에 자동적으로 그 부위가 좋아진다. 예를 들어 정기精氣가 모자라면 정기를 더 많이 발생시키고, 신기神氣가 모자라면 신기가 주로 흡수되어 병을 치료하고 면역 능력을 향상시켜 몸의 자연 치유력이 극대화 되면서 스스로 낫게 된다.

가려운 느낌

피부나 머리 밑이 가려운 것은 운기단법 과정에서 나타나는 하나의 형상으로 평상시에 경락이 잘 통하지 않던 부분에 진기가 유통되면서 나타나는 자극이다. 머리 밑이 특별히 가려워질 때에 손으로 긁거나 치게 되면 기의 유통에 방해가 된다. 그러므로 가볍게 만지고 문질러 주어 가려움도 덜면서 기가 유통되는 것을 돕는 것이 바람직한 방법이다. 이러한 현상은 그다지 오래 걸리지는 않으며 약 1~2주 사이에 나타났다가 곧 사라지므로 걱정할 필요는 없다.

몸이 저리고 정전기가 잘 일어나는 현상

수련 중 몸의 어떤 부위가 마치 개미와 같이 작은 벌레가 기어 다니는 느낌, 전기가 통하는 것처럼 짜릿한 느낌, 마비가 된 듯 하면서 신체 부위가 세워지는 느낌, 맨손으로 문손잡이를 만지거나 쇠붙이를 만질 때 심하게 소리가 나거나 불꽃이 보일 정도로 심하게 정전기가 이는 현상, 손가락이 서로 떨어져 있어도 마치 붙어 있는 것 같은 느낌, 신체의 일부가 움직이면서 콩닥콩닥 뛰는 듯한 느낌 등이 나타날 수 있다. 이와 같은 현상들은 모두 진기가 경락을 유통하면서 나타나는 기적인 현상들이다.

그 밖에도 긴장이 풀려 나른한 느낌, 자신의 몸이 서서히 사라져 없어지는 듯한 느낌, 저절로 팔 다리가 움직이면서 춤이나 무술 동작, 동물의 몸짓이 나타나는 현상(자신의 내부 의식에 잠재되어 있는 동작이 표출되는 것임), 몸이 미세하게 떨리면서 기운이 들어오는 현상 등이 있다.
　수련이 깊어지면 눈앞이 환히 밝아지면서 몸 안이 투시되고 백회 위에 여러 가지 빛의 기운이 혼합되어 감도는 현상이 나타나기도 한다. 이때에 삼태극 같은 기운이 머리에 감돌게 되는데 이러한 현상은 수승화강이 잘 되고 정기신의 조화가 아주 극치에 이르렀을 때 나타난다.
　앞에 열거한 기적인 현상들은 모두 건강상 유익한 반응들이다. 그러나 여기에 너무 지나친 관심을 두고 이런 현상을 의사에게 보이려고 하거나, 걱정을 하고 두려워하거나, 호기심을 갖고 현상을 추구하다가 이에 빠져 들거나 하는 것은 자신의 몸과 마음을 해치는 일이다. 오히려 하지 않는 것만도 못한 결과를 가져올 수 있다. 단전에 집중을 하면서 관조하다 보면 좀 지나 다시 제대로 돌아오므로 남에게 보이려고도, 두려워하지도, 추구하지도 말고 수련에 정진하여 본래의 목적이나 건강을 찾는 데에만 주력하는 것이 바람직한 수련자의 태도이다.

흔히 혼자 수련을 하는 사람들이 위와 같은 어리석은 행동을 하는 경우가 많다. 먼저 수련한 스승이나 지도자가 있는 경우에는 이러한 문제를 해결할 수 있는 장점이 있다. 선원 수련이 좋은 점이 여기에 있다. 혼자 수련을 하는 사람이더라도 문제를 느낄 때에는 언제라도 선원에서 실시하는 무료 상담을 받는 게 좋다.

초보자의 경우 수련을 할 때는 정신 집중이 잘 되는 비교적 조용한 환경이 좋다. 그러나 이 점에 너무 집착할 필요는 없다. 진정한 집중은 환경이 하는 것이 아니라 자신이 하는 것이다. 환경은 다만 집중을 도와주는 역할을 할 뿐이다. 수련 장소는 수련 시 타인의 지장을 받지 않는 장소면 충분하다. 대개 집중이 떨어지는 사람들이 수련 장소를 탓하는 경우가 많다. 그러한 초보자들은 선원과 같이 수련을 할 수 있는 분위기를 만들어 주는 장소에서 수련을 시작하는 것도 하나의 요령이 될 수 있다.

너무 배가 고프거나, 배가 부르거나, 너무 성나거나 놀라 마음이 안정되지 않았을 때는 될 수 있는 대로 수련을 하지 말아야 한다. 바람이 불고 비가 내리고 우레가 칠 때에도 수련을 하지 않는 편이 좋다. 왜냐하면 이러한 환경에서는 정신적으로 심한 자극을 받아 수련이 잘못되기 쉽기 때문이다. 마음이 안정되어야 잡념도 일지 않고 수련도 잘 되는 것이다. 수련이 잘 되도록 정성수련을 하거나 심고를 드리면서 마음을 가라앉힌 후에 수련을 시작하는 것도 하나의 요령이다.

운기단법 5진법

운기단법 5진법을 제대로 하기 위해서는 앞서 말한 기 감각이나 진동, 개혈 등의 과정이 약 3개월 정도 필요하며, 5진법에 걸리는 시간은 정상적인 경우 대략 3개월 정도이다.

환자의 경우 조금 더 오래 걸리고, 나이가 많은 사람은 젊은 사람보다 진도가 늦다. 왜냐하면 환자는 우선 몸의 이상 부위가 정상으로 바뀌어야 되므로, 몸을 변화시키는 데 많은 시간이 들기 때문이다. 나이가 많은 사람들도 마찬가지다. 그러나 중요한 것은 마음에 있다. 오직 항심을 갖고 꾸준히 수련해 나간다면 누구나 효과를 볼 수 있을 것이다. 또한, 수련 과정에서 생기는 몸의 변화가 건강과 젊음을 회복하는 데 도움을 주므로 매우 값진 효과라고 할 수 있다.

같은 운기단법의 호흡법이라도 누가 수련하는가에 따라 발생하는 진기의 차원이 달라진다. 보통 초보자의 경우 경건한 마음을 가지고 정성껏 욕심내지 않고 수련을 하면 중기中氣를 발생시킬 수 있다. 그리고 진기 중 정精 차원의 기운으로 임맥과 독맥을 돌리더라도 건강을 유지할 수 있다.

그럼 이제부터 운기단법을 다섯 개의 진법으로 나누어 구체적으로 설명해 보겠다.

제1진법
내쉬는 호흡을 통해 손에서부터 시작하여 가슴 부위에 마음을 모은다.

수련 방법 우선 조용하고 분위기가 안정된 장소에서 간단한 도인체조를 통해 굳은 몸을 가볍게 푼다. 잡념을 가라앉히고 정신을 이완시키기 위해 눈을 감고 천천히 서너 번 정도 호흡을 고른다.

호흡이 가라앉고 잡념이 사라지면 마음을 손, 특히 장심에 집중한다. 열감이 잘 발생하면 이번에는 가슴 부위에 마음을 모은다. 가슴에서 열감이 잘 발생하면 마음으로 가슴에서 손끝으로 열감을 보낸다. 이미 기감각이 회복된 수련자들은 약 10분 이내로 폐경 등 수삼음경을 타고 기운이 잘 흘러내려가는 것을 느낄 수 있을 것이다. 가슴에 마음을 모을 때는 사랑하는 마음으로 정성스럽게 속으로 '가슴, 가슴, ……, 가슴' 하면서 가슴이란 말이 저절로 사라질 때까지 가슴을 부른다. 혹은 '천지기운 천지마음' 등의 활구活句를 외울 수도 있다.

숨을 내쉬면서 가슴에서 손끝으로 기운을 밀어내는 호흡을 통해 임맥이 막혔거나 몸에 탁기가 쌓여있는 사람들은 몸 안의 탁기를 배출할 수 있다. 이러한 호흡은 다른 축기 및 운기 호흡을 하는 시작 단계에서 응용할 수 있다. 수련이 잘 되어 감각이 살아난 사람은 들이마실 때에는 저절로 손등과 팔꿈치, 즉 수삼양경을 타고 기운이 팔꿈치를 지나 어깨로 올라오는 것을 느낄 수 있으나 아직 이를 크게 생각할 필요는 없다.

손에서 열감이 발생하여 호흡에 따라 기운이 오르내리는 것이 분명하게 느껴지면 그 다음부터는 가슴 부위에서 발생된 열감을 임맥을 따라 단전으로 내려 보내도록 한다. 자연스럽게 숨을 들이쉬기만 하면 폐와 대기압의 차이로 저절로 숨이 들이쉬어지게 된다. 어떤 의식적인 동작도 불필요하다. 매번 숨을 내쉴 때마다 마음을 호흡과 함께 단전으로 내려 보내기 시작하면 된다.

복식호흡을 많이 한 사람의 경우에는 저절로 배가 호흡을 따라 움직인다. 어떤 사람들은 자연스럽게 호흡을 하라고 했다고 이미 충분히 훈련이 되어 저절로 움직이는 배를 억지로 안 움직이도록 힘을 주는 경우가 있는데 그럴 필요는 없다. 중요한 것은 저절로 움직이든 혹은 연습이 안 되어 움직이지 않든지 상관없이 마음을 오직 집중하고자 하는 데 고정하고 나머지는 그냥 되어지는 대로 내버려 두는 것이다.

실제로 진기의 발생과 운기에 직접적으로 영향이 있는 것은 그 어느 신체 부위의 동작이 아니라 심파와 정기의 만남이고, 신체의 동작은 이러한 만남을 돕기 위한 것이다. 따라서 동작이 오히려 진기 발생을 방해한다는 것은 본래의 목적에 어긋난 것이다. 동작에 연연해하지 말고 오직 마음을 집중하다 보면 어느 정도 수련이 진전되고 더불어 동작도 자연스럽게 이루어지게 된다.

앞의 수련 방법은 어느 정도 집중력이 높고 수련이 조금 되는 수련자라면 쉽게 이해할 수 있을 것이다. 초보자의 경우에는 혈성이나 경락의 감각이 아직 활성화 되지 못했기 때문에 몇 가지 편법을 쓸 수도 있다. 그 한 가지 예로 손에서 진기를 발생시킨 후, 이 손의 감각을 통해 자신의 몸 안에 경락이나 혈자리의 감각을 스스로 살리는 방법이 있다.

평소에 미리 조타법 등을 통해서 경혈과 경락의 감각을 살려준다. 그리고 수련에 들어가서는 박수를 치거나 손목을 흔들어서 혹은 두 가지 동작을 순서대로 함께 하여 손바닥의 감각을 살린 다음, 손에 마음을 집중하여 자신의 손으로부터 기운을 발생시킨다. 그리고 몸에서 약 5~10센티미터 정도 간격을 두고 몸의 경락을 따라 손을 움직인다. 이 방법은 손을 움직여서 바른 기의 흐름을 뇌에 미리 입력시켜 수련을 돕는 방법으로 내쉴 때 진기가 내려가는 수삼음맥의 경락을 따라 손 안쪽을 따라 쓸어내리고, 들이쉴 때 진기가 올라가는 수삼양맥의 경락을 따라 손을 쓸어내리면 된다.

이때에 가장 중요한 것은 마음과 기운, 그리고 손의 움직임이 함께 하도록 보조를 맞추는 것이다. 절대로 서두르거나 조급해 해서는 안 되며 실제로 기 감각을 따라 움직여야 한다. 관념만 움직이거나 신중하지 않게 대충 훑어 내리는 것은 별로 도움이 되지 않는다. 그러므로 정성껏 마음을 모아서 해야 한다. 어느 정도 감각이 느껴진 후에 다시 1진법

호흡 수련에 들어간다.

만약 눈을 감고 있는데 마구 잡념이 생길 때에는 반개半開하여 눈을 약간 떠 주고, 코끝에 시선을 모아 마음을 코끝에 집중하여 잡념이 사라지기를 기다리는 방법이 있다. 만일 그래도 잡념이 사라지지 않을 때에는 숫자를 세는 수식법[9]이 있다. 매번 숨을 내쉴 때마다 하나, 둘, 셋부터 열까지 세고 열부터 거꾸로 세기를 잡념이 사라질 때까지 반복하는 것이다. 잡념이 사라지면 곧 수식법을 버리고 마음을 모으는데 집중한다.

정신이 집중되지 않고 잡념이 생기는 것은 처음 배우는 사람들에게 당연한 현상이다. 이는 빨래를 할 때 구정물이 많이 나오는 것은 빨래가 잘 되고 있다는 증거이듯 마음이 정화되어 무심을 향해 가고 있기 때문에 나타나는 현상이다. 단, 이미 나온 구정물을 버리고 새로운 맑은 물에 빨래를 해야 하듯이 잡념도 끊어버리고 단전에 집중하여 사그라뜨려야 한다. 잡념이 생겨서 수련이 안 된다고 포기하지 말고, 잡념이 생기려 하면 바로 잡념을 끊어버리면서 꾸준히 수련을 해나가다 보면 일주일 내지 이 주일 내로 이 문제는 자연히 극복된다.

---

[9] 마음속으로 조용히 호흡의 숫자를 1부터 10까지 세는 것으로 그 목적은 정신을 집중하는 데 있다. 수를 세면서 열심히 호흡하는 소리를 들으면 잡념이 사라지고 자연 집중이 되는데, 이는 불교의 선정禪定법의 일선一禪의 하나로 일선에는 수식관 외에도 탐욕스러운 잡념을 몰아내기 위한 부정관, 남을 가엾이 여기는 마음을 낳기 위한 자비관, 보응의 마음을 기르기 위한 인연관 등이 있다.

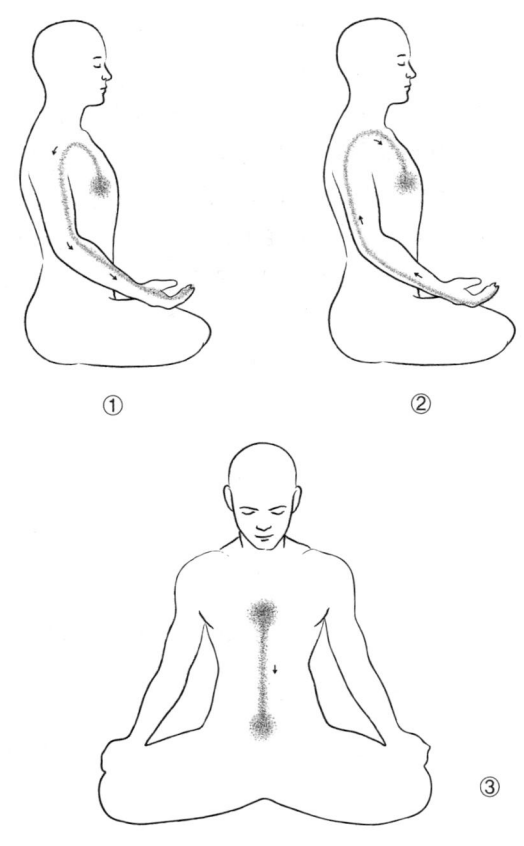

〈그림 12〉 운기단법 제1진법

① 그림과 같이 내쉬는 호흡을 통해 기운을 가슴에서 손끝으로 밀어낸다.
② 기 감각이 매우 좋고 열감이 충분히 발생한 경우에는 그림과 같이 들이쉬는 호흡을 통해 손끝으로부터 손등, 팔꿈치, 어깨를 따라 가슴으로 기운을 보내도 좋다. 단, 초보자는 기가 역상되기 쉬우니 우선 내쉬는 호흡에만 유의하고 들이쉬는 호흡은 신경을 쓰지 않는 편이 바람직하다.
③ 가슴에서 기감과 열감이 충분히 발생하면 그림과 같이 내쉬는 호흡과 함께 단전으로 마음과 기운을 내려 보낸다.

수련 시간　매일 정해진 시간에 수련하여 수련이 생활의 규칙적인 일과 중 하나로 자리 잡도록 해야 한다. 그러나 이러한 방법은 시간이 많은 사람들은 가능하지만 바쁜 직장인의 경우 특별히 일정한 시간을 만드는 것은 결코 쉬운 일이 아니다. 시간이 없는 조건에서도 틈틈이 시간을 내어 생활이 곧 수련이 되도록 항상 의수단전 하면서 꾸준히 노력하면 좋은 효과가 있을 것이다.

　보통 아침이나, 점심, 저녁 중에 한 번 또는 그 이상, 20분 정도 수련하는 것이 좋다. 수련 시간은 아침이 가장 좋고 그 다음으로는 저녁이 좋다. 아침과 저녁에 수련을 할 수 없다면 점심이라도 괜찮다. 매일 꾸준히 믿음을 갖고 수련을 하면 2주일 전후로 1진법 단계를 완성할 수 있다.

　이 수련법은 특히 인시寅時, 새벽 3시부터 5시 사이에 가장 잘 되는데, 그 이유는 이 시간대가 바로 우리 몸의 폐경이 열리면서 진기가 폐경을 타고 흐르는 시간이기 때문이다. 내쉬는 호흡을 통해 탁기를 배출할 때는 수삼음경을 타고 기운을 내려 보내는데, 이 중 폐경은 음중음의 경락으로 폐경이 열려 진기가 폐경을 타고 흐르는 시간이므로 아주 자연스럽게 기운이 잘 내려가게 된다.

　또한 이 시간은 자연 상태에서 우리 몸의 기운이 자연스럽게 정화되어 깨어나게 되므로 다른 시간대에 비해 호흡이 훨씬 잘 된다. 또한 거의 모두가 잠든 시간이므로 다른 사람의 뇌파로부터 영향을 피할 수 있는 장점도 있다. 다만, 기운을 조절하지 못하면 자기 자신이 다칠 수도 있으므로 기운을 조절할 능력이 없는 초보자의 경우 이 시간대에 수련을 하려면 다른 사람과 같이 하거나 지도자의 지도를 받으며 수련을 하는 것이 안전하다.

항상 단전에 의식을 두는 것이 수련의 비결이다(語默動靜 行走座臥 念念不忘 意守丹田). 초보자의 경우, 의수단전意守丹田을 통해 단전의 감각이 보다 살아나게 되고, 부족한 시간 속에서 수련의 효과를 높일 수 있다.

생활인이 특별히 수련 시간을 따로 내기란 쉬운 일이 아니므로 평소 항상 단전에 마음을 두어서 집중력을 향상시킴으로써 시간의 양적인 부족을 메울 수 있다. 물론 너무 단전에만 집중을 하여 일을 못하는 것은 일상생활에서 곤란하므로 스스로 적당하게 조절해야 한다.

수련 시 나타나는 반응 수련을 약 3~5일 정도 하면 가슴 부위에 열감이나 압력감을 느끼게 되고, 5~10일 안에 매번 숨을 내쉴 때마다 열류熱流가 가슴에서 흐르는 것이 느껴지는데 이것은 진기가 집중될 때 나타나는 현상이다.

때때로 가슴이나 기타 부위가 바늘로 찌르듯이 따끔거리며 아프기도 하는데 이것은 막혀 있던 경락이나 몸의 아픈 부위가 뚫리고 풀리면서 나타나는 현상이다. 가슴 부위, 즉 임맥에서 위의 현상이 나타날 때는 임맥의 혈자리, 쉽게 설명하면 몸 앞 중심선의 뼈와 뼈 사이를 셋째 손가락 끝으로 가볍게 누른 상태에서 흔들면서 지압을 해주면 좋다. 이때 막힌 임맥을 풀어주는 운동을 병행하면 더욱 빠른 효과를 볼 수 있다.

　위의 현상은 모두 진기 발생에 의해 나타나는 현상으로 이러한 진기에 집중하면 2진법으로 발전할 수 있다. 초보자가 임맥이 막힌 상태에서 혹은 기 감각이 약한 상태에서 처음부터 기를 단전에 쌓으려고 하는 것은 무리한 시도이며, 별로 빠른 효과를 보지 못한다. 이 경우 수련을 불가능하게 여기고 그만 두는 사람들이 있는데, 서두르지 말고 우선 손지감을 통해 기에 대한 확신을 가진 후, 임맥을 뚫고 가슴에서 단전으로 기를 내리는 순차적인 수련을 한다.

　사실 수련에 있어서 방법이란 수련자를 도울 수 있는 방편일 뿐 중요한 것은 본인의 성실과 정성이다.

수련 효과　초보자의 경우 처음 시작하는 며칠 동안 습관이 되지 않아 자세도 정확하지 못하고, 머리가 어지럽고 잡념이 마구 일며, 허리 잔등이 쑤셔서 오래 앉아 있지도 못한다. 호흡도 신경이 쓰이고, 혀끝이 입천장에 잘 달라붙지 않으며, 입에 힘이 들어가 잘 벌어지는 등 여러 가지 현상이 나타날 수 있다. 사실 수련 경험이 없는 초보자에게 이러한 현상이 나타나는 것은 당연하다. 꾸준히 점진적인 수련을 해나가면 자세나 호흡 등이 저절로 자연스럽게 된다.

　자세와 호흡이 바로 잡히면서 임맥이 열리기 시작하고 탁기가 제거되면서 답답한 가슴이 풀린다. 평소 화를 잘 내던 사람도 웬만한 일로는 화를 내지 않게 되고 소화가 잘 되며 트림이 나오는 등의 효과가 나타난다.

  1진법을 반복하기만 해도 폐의 질환이나 간경화, 심장병, 위장병, 위하수, 고혈압 등의 치료에 효과가 있다. 물론, 수련이 깊어지면 병이 더 잘 나을 것은 설명할 필요가 없다.

제2진법

숨을 내쉴 때 기운을 가슴에서 단전을 따라 내려 보내고, 들이쉴 때 명문으로 숨을 들이마시면서 단전에 감아서 기운을 모은다.

수련 방법 1진법이 완성되면 단전에 확실한 감각이 생기면서 의식적으로 축기가 가능해진다. 이때부터는 외호흡의 내쉬는 호흡뿐만 아니라 내호흡의 기초를 쌓기 위한 준비를 해야 한다. 즉, 코로 하는 호흡뿐만이 아니라 명문으로 하는 호흡도 해야 되는 것이다.

  따라서 이 단계의 호흡법을 하려면 명문의 혈성이 살아있지 않고서는 관념적인 호흡으로 흐르기 쉽다. 운기단법을 제대로 하려면 개혈 과정을 거쳐야 하는 이유가 바로 여기에 있다. 하지만 개혈을 받을 형편이 못 되어 비록 명문혈이 열리지 않더라도 이 수련을 잘하면 몸이 건강해지고 병을 고치는 효과를 얻을 수 있다.

  들이쉬는 숨에서는 충분히 축기가 되고 마음이 가라앉은 상태에서 명문을 연다는 마음으로 기운을 따라 의식을 시계 반대 방향으로 세 바퀴 돌려 명문에 열감을 발생시킨다. 이때 발생된 열감을 의식과 함께 단전으로 보내서 단전에 감으면서 축기를 한다(55~56쪽 참조). 한 번 명문에 열감이 발생하면 구태여 다시 의식으로 명문을 열지 않더라도 계속 그 열감이 유지된다. 따라서 명문은 처음 들이쉬는 호흡을 한다. 도중에 잡념이 생겨서 단전과 명문의 느낌을 놓쳤을 때는 다시 처음과 같은 요령으로 하면 된다.

내쉬는 숨의 요령은 1진법과 마찬가지이다. 가슴에서 단전으로 의식을 따라 내려 보내면 된다. 내쉬는 호흡은 기가 뜨는 것을 막고 가슴에서 발생한 진기를 임맥을 타고 단전으로 보내 준다. 들이쉬는 호흡은 명문으로 기운을 받아 감을 때 기운이 차면서 배가 저절로 앞으로 부풀어져 나오는 것은 당연한 현상이나 명문의 양기를 끌어당기기 위해 억지로 배에 힘을 주어 부풀어 올리는 것은 진정한 내호흡에서 진기가 흐르는 것과는 다르다. 적당히 힘을 빼고 부드럽게 배를 내밀면서 호흡을 하려고 하다 보면 기운에 의해 배가 저절로 부풀어지게 되므로 빨리하려는 욕심을 버리고 마음과 기운을 하나로 일치시키는데 최선을 다하도록 해야 한다.

이러한 명문호흡은 내호흡의 기초 단계이다. 기계적인 호흡이 아닌 혈성이 살아난 것을 바탕으로 명문에서 기운이 발생되면 이 기운이 의식과 하나가 되어 단전에 감기는 감각을 느껴 가면서 하는 호흡법이다. 따라서 2진법 수련은 될 수 있는 대로 선원에서 충분한 기초 과정을 닦은 후에 1진법을 완성하고 나서 시작하는 것이 좋다.

그러나 경제적 혹은 시간적 여건이 맞지 않아 선원에서 수련을 할 수

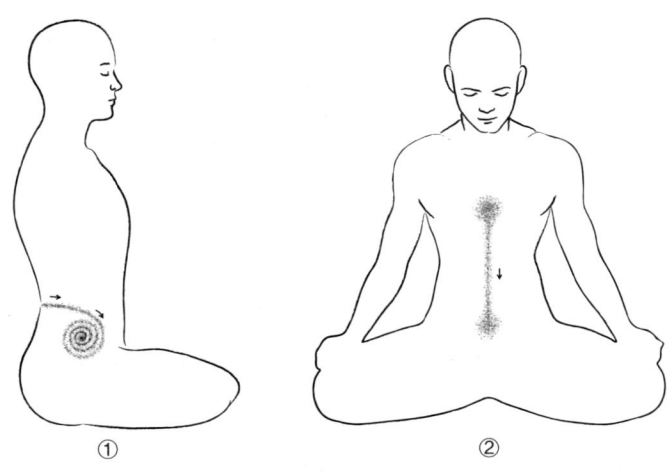

〈그림 13〉 운기단법 제2진법

① 먼저 1진법의 호흡을 통해 가슴에서 단전으로 기운을 내려 보낸다. 들이쉬는 호흡을 통해 그림과 같이 명문에서부터 단전으로 기운을 감는다.
② 내쉬는 호흡을 통해 그림과 같이 기운이 뜨는 것을 막는다.

없는 사람이나 초보자, 혹은 혈성이 살아나지 않은 사람이 1진법을 완성하고 2진법, 3진법을 수련하고자 하는 경우는 2장 단전호흡 요령을 참조하여 꾸준히 수련하길 바란다. 보통 3개월 정도면 혈성이 살아나지만 그 이상 시간이 걸리더라도 계속 수련하다 보면 결국 혈성이 살아나서 3진법의 기초를 닦을 수 있는 호흡을 제대로 할 수 있을 것이다. 내쉬는 호흡과 앞서 설명한 단전호흡법은 집에서 혼자 오래 하더라도 거의 부작용이 없을 것이다. 단지 책의 내용을 잘못 이해하여 어떤 문제가 생기거나, 본인의 부주의로 기적인 현상에 빠져 어찌할 방법이 없을 경우에는 가까운 선원에서 상담을 받도록 한다.

수련 시간 기초 과정(단전호흡, 지감·진동·개혈수련)을 거친 수련자는 1진법에서와 마찬가지로 수련을 하되 시간은 25~30분으로 조금 늘인다. 꾸준히 수련을 하면 4주일 전후로 3진법에 들어가기 위한 축기가 완성된다.

기초 과정을 거치지 않은 수련자는 기본적인 축기는 되지만 4주 만에 진정한 3진법 단계로 들어가기 위한 축기 완성은 할 수 없다. 대개 이런 수련자들은 건강의 차원에서 하는 축기와 그 이후 단계의 과정까지는 이룰 수 있다. 그러나 진정으로 깨달음을 얻기를 원할 때는 보다 오랜 시간 분발하여야만 진정한 삼진법의 단계에 들어설 수 있다.

수련 시 나타나는 반응 매번 숨을 내쉴 때마다 한 줄기의 열류가 단전에 들어가는 것이 느껴지거나, 왕왕 아랫배에서 꾸르륵 하는 소리나 물이 흐르는 듯한 소리가 들리기도 한다. 또 대장과 소장의 꿈틀거리는 움직임이 느껴지는데, 이러한 반응들은 진기가 아랫배까지 내려와 내장이 풀리면서 나쁜 기운이 빠져나갈 때 생기는 현상이다.

때로는 끊임없이 방귀가 나오기도 하고, 차 안이나 흔들리는 공간에서 그냥 서거나 앉아만 있어도 저절로 몸에서 땀이 나오기도 한다. 방귀가 나오는 것은 장의 운동이 활발해지면서 몸 안에 꽉 차 있던 나쁜 가스들이 빠져나가는 현상으로 얼마 지나지 않아서 장이 풀리게 된다.

몸에서 땀이 나는 것은 진기가 흘러가 모세혈관이 확장되면서 나타나는 현상으로 땀은 이때 배출되는 탁한 기운의 일종이다. 이 모든 현상들은 바람직한 것들이다.

1진법과 2진법에 이르기까지 항상 기분 좋은 양성 반응만 나타나지 않는다. 경우에 따라서는 잘못된 반응이 나타나기도 한다. 예를 들면 온몸이 피곤하고 근육이 아프다, 기가 역상되어 어지럽고 두통을 느낀다, 가슴이 답답해지고 두근거리며 맥박이 빨라진다, 추워서 몸이 덜덜 떨린다, 월경이 과다해지고 생리 기간이 늘어나는 등의 잘못된 반응이 나타날 수도 있다.

몸이 피곤하고 근육이 아픈 것은 평소 운동 부족이던 사람이 충분히 몸을 이완시키지 않고 갑자기 수련을 한 데에 주 원인이 있다. 이런 경우에는 도인체조를 통하여 충분히 몸을 풀어준 상태에서 호흡에 들어가야 한다.

기가 역상되는 경우, 가슴이 답답한 경우, 배가 딱딱해지는 경우는 모두 잘못된 호흡에서 나타나는 현상이다. 너무 길고 깊게 호흡을 하려고 하거나 억지로 힘을 주어서 배를 움직여 가면서 호흡을 하려고 하기 때문에 나타나는 현상들이다. 이런 경우에는 너무 잘하려는 욕심을 버리고 자연스럽게 때가 되면 저절로 된다는 여유를 가지고 자신의 수준에 맞추어 호흡을 하면 모두 해결될 수 있는 문제들이다.

추워서 몸이 떨리는 사람은 옷을 덜 입고 서늘한 곳에서 수련해야 수련이 잘 된다는 생각을 버려야 한다. 춥지 않을 정도로 적당히 옷을 입고 어느 정도 수련하기 좋은 환경에서 수련을 하는 것이 좋다. 항상 자신의 처지에 맞는 방법이 최선의 방법이다. 함부로 남의 흉내를 내는 것처럼 어리석은 방법은 없다. 수련 전에 더운 물을 약간 마시는 것도 몸이 떨리는 것을 이기는 데 어느 정도의 도움이 될 것이다.

경우에 따라 축기가 안 되었는데 자신의 수준을 망각하고 억지로 기운을 돌리려고 하면 몸이 추워서 떨리거나 체온이 뚝 떨어져서 손발이 찬 경우가 있다. 이러한 현상은 보일러 관은 큰 데 물이 적은 경우이다. 물도 없는데 방 안 전체로 돌려봐야 방 안에 온기가 있을 리 만무하다. 이런 사람은 운기하려는 욕심을 버리고 단전에 축기부터 해야 한다. 더운 물이 충분해야만 물을 돌렸을 때 비로소 방 안에 온기가 생겨난다.

여성의 경우, 생리 중에는 복식호흡이 아닌 가슴호흡, 즉 중단전을 중심으로 하는 호흡을 하는 것이 좋다. 생리혈에 문제가 생기는 것은 진기가 발생하여 흘러 다닐 때, 진기가 있는 부위의 모세혈관이 확장되므로 필요 이상으로 과다 출혈이 되기 때문이다. 특별히 몸에 이상이 생겨서 나타나는 현상은 아니나 과다 출혈이 좋을 것은 없으므로 복식호흡 대신 가슴으로 숨을 쉬기 바란다.

2진법 수련이 약 일주일 정도 지나면 단전에 테니스공 크기의 기운 덩어리가 형성된다. 저장되어 있던 단전의 기가 명문의 기운과 만나면서 보다 뚜렷이 아랫배에 열감이 느껴지게 되며, 아랫배에 마치 작은 공과 같은 기의 덩어리가 있는 것이 느껴진다. 기가 더 쌓이면 기구氣球도 점점 커지고 아랫배에 더 많은 힘과 탄력을 갖게 된다.

시간이 흐르면서 그 덩어리가 점점 작게 되는데, 이는 진기가 압축되어 단丹이 형성되는 것이다. 이때 형성되는 단은 초기의 정단精丹 중에서 그 수준이 낮은 단계의 단이다. 실제로 단은 대맥 수련을 통하여 하단전에 정단精丹을 만들고 임독맥 유통의 과정을 통해 중단전에 기단氣丹을 만들며, 대주천 과정에서 상단전에 신단神丹을 만드는 과정을 거쳐 형성된다.

수련 효과　진기가 유통되면 진기가 흐르는 부위의 경혈과 경락이 살아나고 관련된 부위의 질병이 낫는다. 진기가 명치 부위인 위 부분에 이르기 시작하면 위 기능이 개선되며, 진기가 단전에 모이기 시작하면 주위의 내장들인 대장, 소장, 방광, 신장 등에 생리적인 변화가 점차적으로 일어나기 시작한다.

　이때 일반적으로 식욕이 증가되고 배변이 놀라울 정도로 좋아진다. 그 동안 쌓여 있던 숙변이 마구 나오기 시작하여 하루에 세 차례씩 변을 보게 되는 경우도 있다. 이 때 나오는 변은 노란 변에서 새까만 변까지, 굳은 변에서 때로는 설사까지 여러 가지의 변을 보게 된다. 이렇게 변을 자주 보게 되는 현상은 장이 풀리면서 차츰 사라진다. 이때 설사가 나오는 현상은 뱃속의 사기가 변을 통해 배출되는 것으로 이러한 경우에는 설사를 해도 전혀 기운이 없거나 일상생활에 방해가 안 된다.

제3진법

정精이 자라서 기氣로 변한다.

수련 방법 지금까지 1진법과 2진법에서 축기가 된 기운은 진기 중에서 정기精氣의 차원이었다. 이렇게 단전에 모인 기운은 점점 성숙되면서 음양의 조화를 통해 새로운 기운인 중기中氣를 형성하게 된다.

이 단계는 음의 기운이 양의 기운을 만나 변하는 단계로 단전의 정기를 소에 비교하면 보다 이해가 쉽다. 다시 말해 가슴에서 생겨난 아기소, 정우精牛가 단전에서 자라 성숙하여 아기소를 낳을 수 있는 어미 소가 되면 스스로 수소를 부르게 된다. 간절히 부르고 불러서 마침내 명문으로부터 수소가 들어와 암수가 만난다. 암수, 음양이 만나서 화합하여 임신을 하고 충분한 시간이 지나 새끼소를 낳게 되는 것이다. 이때에 새로운 기운인 중기中氣 즉, 기우氣牛가 나오게 되는 것이다.[10]

어미 뱃속의 기우가 충분히 자라면 회음會陰과 장강長强의 문을 열고 나아가게 된다. 그리하여 독맥 유통을 향한 문이 열리는 것이다. '신선이 되는 길이 뒷간 옆에 있다'는 이야기는 이 장강문이 열리는 것을 말한다.

기다리고, 간절히 부르고, 화합하고 다시 또 정성스럽게 기다려야만

---

[10] 가슴에서 정기 차원의 진기가 발생되어 단전에 쌓여 음기가 양기를 만나 새로운 기가 만들어지는 것을 위와 같은 비유로 설명한 것이다.

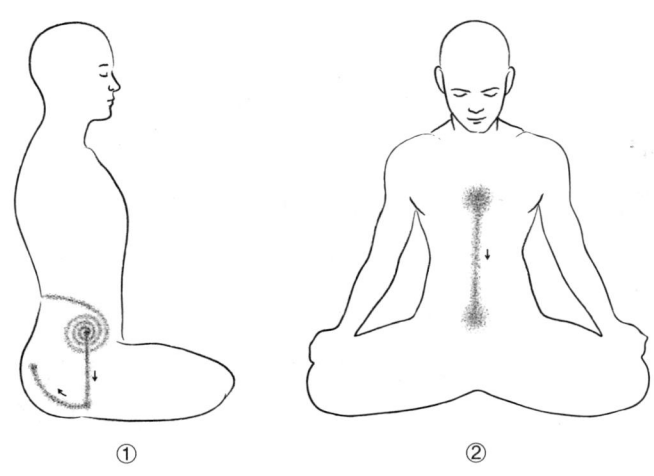

〈그림 14〉 운기단법 제3진법

① 1, 2진법의 호흡을 통해 명문혈을 열어준다. 명문이 열린 후 축기를 하여 회음과 장강이 열리고 나면, 그림과 같이 들이쉬는 호흡으로 기운을 단전에 감아 회음과 장강까지 보낸다.
② 내쉬는 호흡으로 기운이 뜨는 것을 막는다.

한다. 성숙하지 않으면 소용이 없고, 간절함이 없으면 불러도 오지 않고, 화합이 없으면 만나도 생기지 않고, 정성스러운 기다림이 없으면 제때에 제대로 나오지 않아 사산死産되기 쉽다. 어린 아이가 아이를 밸 수 없듯이 정우精牛도 자라야 한다. 열 달이 되면 저절로 기우氣牛가 태어나 회음과 장강문을 열고 가게 된다.

깨달음이나 초능력을 얻으려는 사람은 이러한 차원을 거쳐야만 부작용 없이 제대로 얻고자 하는 것을 얻을 수 있는 기초를 닦게 된다. 이 때에는 금촉禁觸[11]이 필수적이며 이를 지키지 않으면 순수한 기운이 발생하는 데 큰 문제가 된다. 그러나 단지 건강을 목적으로 수련할 때는 이렇게 기운이 진화하는 원리에 대해 생각할 필요가 없다. 정화되지 않은 기운을 돌리더라도 몸의 건강은 어느 정도 유지되기 때문이다. 따라서 금촉을 할 필요는 없다.

수련 시간 제1진법 때와 마찬가지로 매회 30분 이상 수련하는 것이 좋다. 3진법 단계부터는 명문이 열리고 단전에서 축기가 되면서 본격적인 내호흡이 시작되므로, 오랫동안 앉아도 지루한 줄을 모르며 호흡을 하다 보면 집중이 저절로 되어진다. 약 4주 전후로 아랫배가 가득한 느낌이 생기고 힘이 솟아나며, 전에는 느끼지 못했던 새로운 경지를 맛보게 된다.

수련 시 나타나는 반응 아랫배에 형성된 단丹이 성숙해지면서 대맥 주위에 열감이 나기도 하고, 생식기 부위가 가렵기도 하다가 찌르르르 전기가 흐르는 듯한 기감이 발생하기도 한다. 남자의 경우, 수련 중에 생

---

11) 금촉이란 인간의 몸에 영향을 주는 감感, 식息, 촉觸의 하나인 촉(聲色臭味淫抵)을 금하여 몸(身)을 본래의 자리(眞精)로 돌리키는 것을 말한다. 예가 아니면 보지도, 듣지도, 말하지도 않는 것도 하나의 금촉이다. 초보자의 경우 모든 것을 한 번에 밀리할 수는 없다. 그러므로 하나하나씩 습習을 없애나가는 방법으로 금촉 수련을 하는 것이 바람직하다. 술酒을 못 끊겠으면 술은 우선 남겨 놓고 다른 것부터 금촉한 후에 그것이 되어지면 술을 끊어야 처음부터 술을 끊으려 하면 좌절하기 쉬우므로 실제에 있어서는 알맞은 목표를 정하고 이를 조금씩 늘려 나가길 바란다.

식기의 발기 현상이 일어날 수도 있다. 마침내 기우氣牛가 생겨나게 되면 회음문이 열린다. 회음이 콩닥콩닥 뛰기도 하다가 진동과 함께 회음의 혈성이 확실하게 살아난다.

이때 대맥의 열감은 실제로 대맥이 운기되는 차원과는 거리가 있다. 우선은 단전에 의념을 집중하는데 보다 중점을 두는 것이 좋다. 또한 생식기에 오는 자극은 될 수 있는 대로 신경을 쓰지 않는 것이 좋다. 자극적인 그림이나 사진, 글 등을 보게 되면 이러한 자극이 수련의 목적과는 다른 방향으로 기운을 유도하여 몽정을 하는 경우가 생기기도 한다. 이렇게 몽정을 통해 배출되는 것이 나쁘지는 않지만 어쨌든 이 단계에서는 1진법이나 2진법에 비해 성생활을 절제하고 삼가는 것이 바람직하다.

이러한 감각의 빠름과 늦음의 정도 등은 각자의 경우에 따라 조금씩 다르다. 특히 회음에 감각이 오기 전까지는 억지로 회음으로 내려가는 것 보다 단전에 기운을 모아 자연스럽게 기운이 내려가도록 하는 것이 바른 방법이다.

수련 효과 임맥이 유통되고, 심장과 신장의 기가 서로 바뀌면서 수기와 화기가 서로 교차되고, 음양이 서로 만나 새로운 기운인 중기中氣가 완성된다. 그로 인해 임맥이 열리고 마음이 후련해지고 화기가 잘 가라앉으므로 뇌파도 잘 내려가고 잠도 잘 온다. 속 열이 받치고 헛꿈을 꾸고 불면증에 시달리며 심장이 불안한 증상 등은 이 단계에서 모두 사라지기 시작한다.

    수련의 진전에 따라 위장에 더 많은 진기가 보내져서 비장과 위장의 소화, 흡수 능력이 증가한다. 1진법 단계에서 숨을 내쉴 때, 심장의 열을 하강시켜 비장과 위에 진기를 보냄으로써 열에너지를 증가시키면, 비장과 위의 차가운 증상이나 소화 불량 등이 현저하게 사라진다.

    오랫동안 위병을 앓아 약으로 효과를 보지 못한 사람들도 운기단법 수련 결과, 비교적 빠른 기간에 치료한 예가 있다. 또한 꾸준히 수련하여 완전한 건강을 회복한 경우도 많다.

    위하수는 다른 치료 방법으로는 고치기 어렵지만 운기단법을 통해 치료할 경우 그 효과가 매우 뛰어나다. 수련 중 부위에 진기가 발생하여 열에너지가 증가하면 위 기능이 차츰 회복된다. 2진법 단계에서 단전에 진기가 쌓이면서 아랫배가 충만해지면 쳐져 있던 위가 밀어 올리는 부력을 받게 되며, 이로 인해 많은 위하수 환자들이 1진법 완성 단계에서 식욕이 생기고, 2진법 단계에서는 체중이 증가하며, 3진법 단계에서는 매번 숨을 내쉴 때마다 늘어진 위가 위로 잡아 당겨지는 느낌이 드는데, 실제로 엑스선 촬영을 해보면 위가 제자리로 돌아가는 모습을 볼 수 있다.

    어떤 경우는 3진법 후기까지 매주 약 3~5킬로그램씩 증가하기도 한다. 그러나 수련자가 충분히 체중이 오를 만큼 오른 후에는 더 이상 체중이 증가되지는 않으므로 비만 걱정을 할 필요는 없다. 몸과 마음이 건강해지고, 신장의 기능이 좋아지면서 환자의 위병胃病 증상이 크게 호전된다. 비정기적이던 여자의 월경도 고르게 된다.

콩팥의 물 기운이 왕성해지면 간 또한 활성화된다(水生木). 그렇기 때문에 이 단계에서 만성 간염과 간경화 초기 증세가 있는 환자는 모두 병세가 현저하게 호전된다. 실제로 만성 간염과 초기 간경화 환자가 한 달 동안 수련을 하여 2진법 단계에서 차츰 식욕이 호전되고 복부가 불어나던 것이 경감되었으며, 3진법 단계에서는 단전에 진기가 넘치며 일반적인 증상이 대부분 소실되거나 감소되었다.

회음부와 장강으로 기운이 흘러가게 되면 그 부위와 관련된 질환인 비뇨기계 질환이나 전립선염 등이 치료된다. 이처럼 진기가 흐르는 부위는 진기의 영향을 받아 자연 치유가 된다.

제4진법

서두르지 말고 차분히 중기로 독맥을 유통시킨다.

수련 방법 3진법으로 회음과 장강의 문이 열리면 자연히 기가 독맥을 타고 흐르게 된다. 마음과 기를 하나로 하여, 기가 위로 올라갈 때는 마음도 따라가야 한다. 만일 어느 부위에 가서 기가 더 이상 오르지 못하고 멈추게 되더라도 마음이 기를 앞서서 의식적으로 끌어올리려고 해서는 안 된다.

앞서 말했듯이 모자라는 기운을 억지로 돌리면 '추워서 몸이 떨리고 손발이 차가워지는' 현상이 나타나기 쉽다. 옛 사람들은 이러한 경우를

'싹을 잡아당겨 빨리 자라게 하는 것'이라고 비유하였다. 의식만 앞서 기운을 잡아당기려 하면 뿌리가 다칠 것이 뻔하니 싹이 잘 자랄 리가 없다. 그러다 보면 뿌리가 뽑혀 나오거나 줄기가 끊어져 위험한 현상이 나타날 수도 있다.

너무 강하게 힘을 주어 축기를 하다 보면 순간적으로 독맥이 통하면서 마음이 기운을 미처 따르지 못하는 경우가 생길 것이다. 이러한 경우 기운이 마음을 앞질러 마음이 미처 기운을 따라가지 못하는 현상 즉, 기운이 마음과 분리되어 제멋대로 엉뚱한 길로 흘러가는 현상이 나타날 수 있다. 이 역시 위험한 현상이라고 할 수 있다.

기氣라고 하는 것은 세 살 난 어린 아이와 같아 철없고 묘한 것이다. 잘 어르고 달래야지 마구 힘으로 다스리면 토라져 울거나 너무 풀어주면 제멋대로 굴다 사고를 저지르기 쉽다. 그러니 어르고 달래는 것이 조화를 잘 이루어야 한다.

기운이 독맥으로 오를 때 속도가 늦고 빠름은 단전의 축기 상태에 따라 결정된다. 축기가 덜 되면 당연히 기가 모자라므로 기는 더 이상 오르지 못한다. 이후에 단전에 축기가 되면 기는 자연히 독맥을 타고 계속 올라가게 된다.

또한 진기의 열감도 그 강약이 조절되어야 한다. 밥을 지을 때도 뜸들일 때는 약한 불로 서서히 뜸을 들여야 하듯이 중기中氣로 독맥을 뚫어나갈 때는 조심스럽게 잘 조절하면서 뚫어나가야 한다.

수련이 잘못되는 것은 기운이 제 갈 길로 가지 않고 옆으로 새는 것

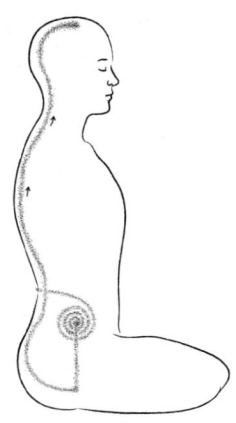

〈그림 15〉 운기단법 제4진법

3진법까지의 과정을 통해 장강까지 보낸 기운을 그림과 같이 독맥을 따라 서서히 조절해 가며 올린다.

과 같으며, 이는 주전자의 뚜껑이 열려 물이 막 넘치는 것과도 같다. 진기도 억지로 끌고 나가려고 하면 원래 가야 할 길이 아닌 엉뚱한 곳으로 가거나 너무 강하게 백회에 충격을 주어 예측 불허의 나쁜 결과를 일으키기 쉽다.

  교통도 보통은 도로상에서 보다 정류장이나 인터체인지 근방에서 정체되는 경우가 많은 것처럼 실제로 경락도 경혈 부위에서 막히는 경우가 많다. 장강長强에서 대추大椎, 옥침玉枕, 백회百會로 기운이 올라가는 과정에서 보통 이러한 경혈의 자리에서 더 이상 오르지 못하고 멈추는 경우가 많다. 이러한 경우에는 단전에 서서히 축기를 함과 동시에 멈추어진 혈자리에 의식을 집중함으로써 막힌 곳을 따뜻하게 해서 풀어 주면 자연스럽게 그 자리를 통과할 수 있다.

수련 시간　수련 단계가 높아짐에 따라 매회 수련 시간도 조금씩 늘려서 40분 내지 1시간 전후로 연장하는 것이 좋다. 실제로 이 단계에서는 고도의 집중이 요구되며, 그 정도 앉아 있더라도 지루함을 느끼지 않으므로 시간만 있다면 결코 힘든 일은 아니다. 소요되는 시간은 수련자마다 조금씩 다른데 조금 오래 걸리는 사람도 있고 순식간에 유통되는 사람도 있다. 이러한 차이는 축기 정도와 독맥이 얼마만큼 열려 있는지와 관계가 있다.

3진법의 기초가 튼튼하여 이미 중기를 일으켜 회음과 장강의 문이 열리고 독맥이 심하게 막히지 않은 사람은 보통 약 이 주일 전후로 독맥을 따라 백회까지 기운이 유통될 수 있다.

수련 시 나타나는 반응　3진법이 완성되면서 명문이 열려 단전에 진기가 감기면, 단전에 중기가 발생하여 축기가 완성된다. 그러면 아랫배가 충만해지고 대맥에 열감이 생기면서 회음이 뛰게 된다. 이렇게 회음과 장강에 진동이 오면서 회음과 장강의 문이 열리는데, 그 결과 중기가 회음과 장강을 통과하면서 한 줄기의 기운이 독맥을 따라 위로 올라가게 된다.

기가 독맥을 타고 상승할 때는 등이나 어깨에서 통증을 느끼거나 신경이 오그라드는 듯한 현상이 나타날 수 있다. 이러한 현상은 폐, 위, 간장, 심장 등 오장육부 등에 병 기운이 잠복해 있는 경우 더 뚜렷하게 나타난다. 주로 나타나는 현상은 등이 팽창하는 것 같은 통증이나 무거운 중압감, 마비 현상, 허리 힘이 빠지는 현상과 허리 통증, 어깨가 결리고 열이 나거나 아주 냉해지는 현상 등 매우 다양하게 나타난다.

이런 모든 현상은 자신의 몸에 잠재되어 있던 질병이 자연 치유력에 의해 치유되면서 나타나는 현상들로, 비록 고통스럽더라도 이러한 어려움을 신념을 가지고 극복해 낼 때 비로소 마음공부와 기 공부가 함께 되는 것이다. 세상 일이 그러하듯이 쉬울 때보다는 이렇게 어려운 때일수록 보다 정진이 요구되는 것이다.

주의할 것은 이렇게 막힌 곳이 유통될 경우, 독맥과 경혈이 받게 되는 힘은 매우 강하고 진동 또한 매우 크기 때문에 욕심이나 잘못된 마음을 버리고 공심으로 기운을 돌려야 안전하다는 것이다. 힘이 좀 생기고 무엇이 되는 것 같아 우쭐하다 보면 기운을 놓쳐버리게 되어 아주 위험한 지경에 빠지기 쉽다. 때문에 이 단계의 공부를 하려면 어떠한 경우에도 기가 뜨지 않도록 평소 마음공부가 되어 있어야 한다.

건강 차원의 공부를 하는 경우에는 마음공부가 되어야만 위험한 고비 없이 제대로 독맥이 유통되며, 스스로 마음공부가 되지 않았다고 생각하시는 분은 독맥으로 기운을 돌리지 말고 3진법 정도의 차원에서 만족하는 것이 좋다. 실제로 기운이 돌지 않고 의식만 돌 때는 직접적으로 몸에 이상이 나타나지 않지만, 낮은 차원의 기운으로 무리하게 독맥을 돌릴 경우에는 경혈과 경락에 이상이 생겨 부작용이 나타날 수도 있다.

특별한 경우에는 목 주위에 피부병처럼 무엇이 생기기도 하는데, 이는 중기가 아닌 정기로 경락을 돌렸을 때 나타나는 현상이다. 이러한 경우 기운을 돌리는 것 보다는 3진법을 완성하여 중기를 발생시키는 데에 보다 주력해야 한다.

수련 효과 담낭, 간장, 신장 기능 저하에 의한 병과 그 동안 덜 나았던 그 외의 병이 완치된다. 또한 진기가 백회에 도달하면 뇌에도 진기가 공급되며 독맥을 타고 오르던 진기는 척추 신경계에도 영향을 미친다. 따라서 진기가 순환하고 통하지 않던 부위에 공급되면서 관련된 부위의 질환이 고쳐진다.

운기단법을 통해서 기운을 돌릴 때, 3진법이 완성되지 않았을 경우는 중기가 발생되지 않고 단지 정기精氣 차원의 기운이 임독맥을 타고 돌게 된다. 무조건 기운이 돈다고 좋은 것은 아니다. 가령 사악한 기운이 돌게 되면 우리 몸의 세포들은 정기 차원에 머물러 그 이상의 단계로 성숙되지 않기 때문이다.

중국 선도의 일파에서는 임독을 따라 기운이 돌아가는 것을 '소주천小周天'이라 부르는데 단학의 소주천은 이와는 다른 보다 높은 차원의 수련이다. 단학의 소주천 완성은 정지正知에서 명지明知로 넘어가는 단계에 해당하며, 수련자가 마음공부가 되고 무심으로 보다 차원 높은 외부의 기운을 받아들일 수 있는 준비를 마친 단계를 말한다. 즉 마음공부가 되지 않으면 하늘 심정과 연결될 수 없으므로 수행만으로는 단학의 소주천을 이룰 수 없다. 삼대 공부 중 살림살이와 공적 사업을 통해 자신의 의식이 진화할 때 비로소 소주천의 완성은 가능하다. 이를 모르고 임독맥을 열고 아무 기운이나 돌았다고 우쭐해 하는 것은 기 장난을 조금 부릴 줄 아는 철부지가 자기 주제를 모르고 흉내를 내는 것이나 다름이 없다. 어린 아이도 어른 흉내를 낼 수 있다. 그러나 진정으로 어른이 되어야지 흉내만 낸다고 어른인 것은 아니다.

운기단법은 수련자의 수준에 따라 정기가 돌 수 있고, 중기가 돌 수도 있다. 그리고 신공 대주천 단계에 들어간 사람이 운기단법을 응용할 수도 있다. 운기단법 자체는 하나의 방편이다. 마찬가지로 호흡도 깨달음을 얻기 위한 호흡이나 초능력을 얻기 위한 호흡이나 건강을 이루기 위한 호흡이냐에 따라 나타나는 진기가 다르다.

몸의 건강은 3진법 수련으로도 해결된다. 그러나 마음과 몸은 결코 별개의 것이 아니다. 대부분의 심각한 병이나 고질병은 모두 마음의 병에서 시작되거나, 병이 자라는 과정에서 마음의 병을 유발시키므로 마음을 고치지 않고는 완치할 수 없다. 그러므로 암이나 신경성 질환과 관련된 합병증의 경우에는 절대적으로 마음의 건강을 회복해야 한다.

제5진법
가슴에서 출발한 진기眞氣가 다시 돌아온다.

수련 방법　4진법이 완성되고 5진법의 단계에 이르게 되면 기운을 원하는 곳에 머무르게 할 수 있다. 사실 1진법부터 5진법에 이르기까지 공부가 제대로 되면 마음공부가 상당히 이루어진다. 수련을 통해 건강이 회복될 것이고 우리 몸의 기운이 마음에 의해 조절되는 현상을 느낄 것이다. 이렇게 기운이 조절되고 몸이 변화하고 자신의 마음 또한 변하는 것을 발견하고 체험하면서 수련자는 새로운 가치관과 자신의 인간 완성에 대한 가능성과 확신을 갖게 될 것이다. 이 때부터 수련자는 마음으로 따라 조화를 이루면서 기운을 조절해 나가야 한다.

　4진법의 호흡을 하고 나서 백회로부터 기운을 인당, 미간, 코끝을 지나 인중, 입천장과 혀를 타고 목, 천돌을 지나 본래 진기가 발생했던 가슴 부위로 돌린다. 그 다음 다시 기운을 임맥으로 돌리는 과정을 되풀이하여 임맥과 독맥이 완전히 순환되도록 한다. 어떤 틀을 가지고 억지로 하는 것보다는 욕심을 버린 상태에서 확신과 실제적인 기운이 느낌을 통해 저절로 운기가 되도록 하는 것이 최선의 방법이다. 운기수련도 어느 정도 수준에 이르기 전까지는 의식적으로 해야 한다. 그러나 기운이 점점 성숙해짐에 따라 의식적으로 기운을 돌리던 것이 조금씩 기운 자체의 흐름에 맡기는 방향으로 바뀌게 된다.

　이 단계에서도 종종 잘못되는 경우가 있다. 이는 마음의 평정이 깨졌을 때 나타나는 현상이다. 운기 수련으로 비록 기운이 성숙되었다 할지라도 욕심을 가지면 엉뚱한 일이 벌어진다. 따라서 이 수련을 하는 사람은 욕심을 버리고 조화심을 가져야 한다.

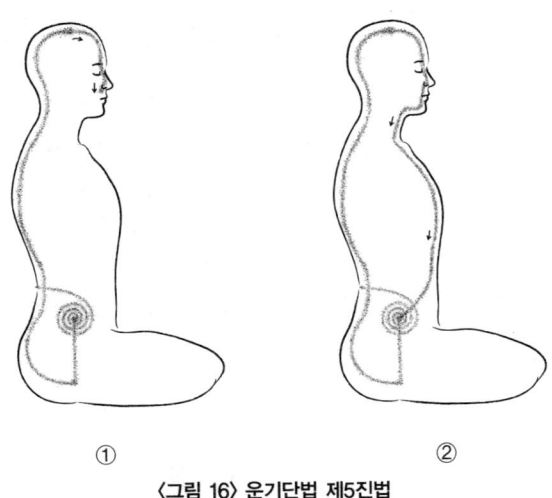

〈그림 16〉 운기단법 제5진법

① 4진법 단계에서 들숨의 남은 여력으로 그림과 같이 독맥의 남은 부분인 전정, 인당, 미간, 인중까지 보낸다.
② 내쉬는 숨에서 그림과 같이 기운을 입술, 턱을 타고 다시 가슴, 단전으로 내린다. 이때부터는 내쉬는 호흡에서 임맥, 들이쉬는 호흡에서 독맥을 타고 기운이 돌면서 한 호흡에 기운이 돌아간다. 깊은 내호흡에 들어가면 외관상으로는 호흡이 정지된 것처럼 보일 때도 있다. 5진법에서 한 호흡은 상당히 긴 호흡(내호흡)이다.

 축기 완성 단계인 5진법에서 호흡 순서를 혈자리의 위치를 중심으로 자세히 설명하면 다음과 같다. 내쉬면서 가슴 부위에서 장심으로, 들이쉬면서 손등을 지나 어깨를 거쳐 대추, 아문, 옥침, 백회, 전정, 인당, 미간, 인중으로, 다시 내쉬면서 아랫입술, 턱, 가슴, 어깨로 해서 다시 손끝까지 보내고 들이쉬면서 손등을 타고 팔꿈치에서 어깨, 견정, 대추, 아문, 옥침, 백회, 전정, 인당, 미간, 코, 인중으로, 내쉬면서 천돌, 중단전, 중완, 하단전까지(**그림 16-①**), 들이쉬면서 명문으로부터 단전을 지나 회음, 장강, 명문, 대추, 아문, 백회, 전정, 인당, 미간, 인중까지 다시 숨을 내쉬면서(그림 16-②) 천돌, 중단전, 중완, 제중, 단전까지 보낸 후 다시 〈그림 16-①〉과 〈그림 16-②〉를 반복하여 임독맥을 타고 계속해서 기운을 돌린다.

수련 시간 이쯤 되면 매회 1시간 혹은 그 이상 수련이 가능하다. 수련이 어느 정도 수준에 오르게 되면 수련은 오랜 시간 할수록 집중이 향상되어 보다 많은 효과를 얻게 된다. 남이 하라고 하지 않아도 이 단계에서는 스스로 수련의 중요성을 깨닫고 열심히 수련을 하게 될 것이다. 약 한 달 전후의 수련을 통해 여러 가지 기적 현상이 사라지면서 신체와 경락의 기능이 살아나게 되고 축기 단계가 점차 완성되어 간다.

수련 시 나타나는 반응 전기가 흐르는 듯한 감각이나 벌레가 기어가는 듯한 감각이 보다 강하게 나타난다. 이는 진기가 경락을 지나면서 나타나는 현상이다. 버스 안에 있을 때 갑자기 속도를 빠르게 하여 가속도가 붙으면 더욱 강한 속도감을 느끼는 것처럼 보다 강하게 진기가 흐르게 되면 보다 더 감각이 살아난다. 이러한 현상으로 인당과 콧마루가 긴장하고 입술 둘레가 저리고 뻣뻣해지는 경우나 혓바닥이 입천장에 붙어 떨어지지 않는 경우가 있다.

심장의 불기운과 신장의 물 기운이 순환되면서 때로는 몸이 더워지고 때로는 시원해지며 피부가 호흡을 따라 움직인다든지, 몸이 끝없이 높아지고 커지며, 몸이 마구 오므라들고, 진동이나 단무가 저절로 일어나 제어할 수 없기도 한다. 이것은 모두 경락이 통하면서 내호흡에 의해 나타나는 기적인 현상이다.

이러한 것들은 사람마다 조금씩 다르게 나타나는 현상에 불과하며 수련의 본질이나 목적과는 별 상관이 없다. 추구할 바도, 혹은 두려워하거나 근심할 바도 못 되므로 그냥 무심으로 흘려보내면서 계속 수련하여 보다 깊고 안정된 상태가 될 때까지 기다리다 보면 이상의 각종 현상이 자연스럽게 사라진다.

호흡이 아주 깊어지면 자신이 숨을 쉬는지 안 쉬는지조차 모르게 된다. 그러나 이 단계를 의도적으로 추구하는 것은 자신의 욕심에 불과하다. 그저 별다른 생각 없이 모든 것을 버리고 계속 수련에만 전념하는 것이 바람직하다.

수련 효과 단전과 머리끝 백회혈이 서로 끌어당겨 마치 강한 자석이 서로 잡아당기는 듯한 느낌이 들게 된다. 이는 축기가 완성되어 단전이 강화됨과 동시에 백회의 혈성이 살아나면서 나타나는 현상이다.

가슴에서 출발한 진기가 다시 가슴으로 돌아오면 이제는 완전히 순환이 된다. 따라서 이 단계에서는 기운이 더 이상 막힘이 없이 활성화되므로 앞의 1진법부터 4진법까지의 단계보다 운기가 활발해질 수밖에 없다.

진기의 활발한 운동으로 온몸의 신체적 생리 기능이 극대화되면, 이

것은 다른 진기를 보다 활성화시킬 수 있는 조건으로 작용하여 이전의 상태와는 양적 질적으로 다른 더 높은 차원에서 축기가 되는 것이다. 이런 이유로 운기단법 5진법 과정을 축기의 완성 단계라고 한다.

그 동안 각각의 단계를 거치면서 호흡 조절 능력과 정신 집중력이 기적인 수련과 경험을 통해 충분히 향상되고, 자신을 조절하는 공부가 이루어지므로 4진법에서도 언급했던 것처럼 마음공부가 될 수밖에 없다. 물론 이 단계에서도 욕심에 의해 수련이 잘못될 수 있으므로 마음공부가 조금 되었다고 자만하지 말고, 하심下心을 기르고 분별심을 버리면서 계속 수련해야 할 것이다.

운기단법 5진법이 완성되면 임독맥이 열리면서 진기가 주기적으로 돌게 된다. 이렇게 도는 기운을 공심으로 끊임없이 돌리면 계속 정화시킬 수 있으며, 보다 정화된 기운을 통하여 우리의 몸도 정화된다. 이렇게 몸과 기와 마음이 상호 연관적으로 정화됨으로써 공부는 깊어지는 것이다.

운기단법에 대한 정리

상호 연관된 다섯 개의 진법

운기단법은 비록 각각의 단계마다 목적이나 수련 방법이 조금씩 다르지만 상호 연관성을 가지고 있다. 마음을 모으고 경락을 따라 진기를 유통시키면 육체적으로 체질이 개선되고 자연 치유력이 극대화된다. 정신적으로도 건강을 회복하여 마음공부까지 할 수 있다.

운기단법의 과정은 다시 세 가지 단계로 나눌 수 있다. 1진법, 2진법, 3진법의 초기 단계는 내쉬는 호흡, 단전에 축기, 진기 발생의 과정을 통해 정기精氣에서 중기中氣를 발생시키는 단계이기 때문에 이를 환정還精의 단계라 한다.

3진법의 완성 단계와 4진법은 단전에서 발생한 진기를 축적하여 회음과 장강의 문을 열고 독맥督脈을 뚫고 백회까지 끌어올리는 단계이다. 이 과정을 통해서 기운을 보다 정화시키고 나아가서는 기운을 조절하는 마음을 터득함으로써, 몸과 마음을 보다 차원 높은 단계로 이끌어

갈 수 있다.

　5진법이 완성되면 기운은 몸을 완전히 순환하게 된다. 이를 통해 기운은 양적으로나 질적으로 더욱 많이 모이고 동시에 보다 순수해진다. 기운을 조절하는 힘도 1진법부터 각 단계를 거치면서 익숙한 경지에 이르게 된다. 그리하여 축기가 완성되고 내호흡이 보다 깊어지며 내부 의식의 세계로 들어가기 위한 기초가 이루어진다.

　수련자의 체질, 수련 조건, 환경에 따라 그 효과와 반응도 각기 다르다. 사실 책의 내용은 일반론에 불과하다. 특수 상황에서 발생되는 문제를 해결하려면 훌륭한 스승과 지도자가 필요하다. 혼자서 수련하는 경우 이런 문제를 해결하는 것이 쉽지 않다. 그러나 이는 개인이 혼자 수련을 통해 운기단법을 완성하는 것이 불가능하다는 것을 말하는 것은 아니다. 혼자 수련할 때는 현상이나 반응보다는 순리에 맞는 방법으로, 스스로 느껴가면서 자신의 처지에 맞는 방법을 터득하여 항심恒心으로 정성을 다해 수련하는 것이 그 요령이다.

　혼자 수련을 하는 것이 어렵기도 하고 어느 정도 시행착오를 겪어야 하지만 그 나름대로 장점도 있다. 화분에서 자란 식물보다 거친 들판에서 자란 식물이 더 튼튼하듯이, 자기 혼자 문제를 해결하는 과정을 통해 수련한 내용을 완전히 자기 것으로 만들 수 있다는 장점이 있다. 다만 거친 들판에서는 식물이 생존하기 어렵듯이 웬만한 투지와 노력, 타고난 근기가 없으면 오히려 수련을 포기하기 쉽다. 또한 이 방법은 자신의 모든 것을 수련에 쏟을 만한 정열이 있어야 가능한데, 이런 방법을 일반 사회인이 실천하기에는 조금 어렵지 않을까 생각된다. 특히 수련의 단계가 높아질수록 더욱 그것이 요구된다. 하지만 건강 차원의 수련은 책을 스승삼아 1진법이나 2진법 수련을 꾸준히 하면 그다지 어렵지 않게 할 수 있다.

혼자서 수련하는 수련자는 이와 같은 방법을 참고삼아 각자 성공의 비결을 찾게 되길 바란다. 그리고 스스로 해결하기 곤란한 문제에 부딪힐 경우에는 언제라도 가까운 단학선원을 찾아 상담을 하고 문제를 해결하는 것이 바람직하다.

정식으로 5진법을 완성하는 데 걸리는 시간은 1진법에서 2주, 2진법에서 축기 4주, 3진법에서 문을 열기까지 2주, 백회까지 가는 것이 2주, 대추에서 아문까지 보내는 데 2주, 아문에서 옥침을 지나 뇌까지 가는 데 2주, 백회까지 가는 것이 2주, 5진법의 백회에서 인당까지 가는 데 2주, 인당에서 미간을 통해 중단전까지 돌아가는 데 2주가 걸린다. 그러므로 전체 걸리는 기간은 20주, 약 140~150일 가량의 기간이다. 그러나 정성을 다해 100일 정도 수련을 해도 어느 정도의 목적은 달성할 수 있다. 물론 이 경우는 3개월 정도 선원에서 수련을 하여 호흡의 기초가 튼튼히 잡힌 사람들에게 해당한다. 보통 일반인이 몸의 건강만을 위해서 수련하는 경우에는 보다 오랜 기간이 걸린다. 건강만을 위한 호흡으로는 단전호흡과 지감수련, 운기단법의 1진법부터 3진법까지만 하더라도 충분하다. 그러나 깨달음이나 초능력을 원하는 경우에는 충분히 기초부터 다져야 할 것이다. 기초가 튼튼해야 수련이 잘 될 수 있다. 귀한 것일수록 어렵게 얻어진다.

　운기단법 수련이 끝난 후에는 내단을 형성하는 공부를 다시 하게 된다. 내단수련 공부는 하단전의 내단이 완성되는 데 1000일, 중단전 내단 1000일, 상단전 내단 1000일, 도합 3000일 즉 10년 가까운 시간이 걸린다. 이것은 올림 공부의 과정으로 하늘에 대하여 마음이 열린 사람은 올림 공부와 내림 공부를 같이 병행하게 되므로 이보다 시간을 단축할 수도 있다.

　운기단법 이후의 수련은 단학 대맥 유통 운기수련이나 단학 임독맥 유통법, 단학 소주천 등의 방법을 들 수 있다. 대맥의 운기는 하단전의 내단 공부와 관련이 있고, 소주천과 신공 대주천의 운기는 상단전의 내단 공부와 관련이 있다. 운기단법을 통해 계속해서 기운의 단계가 순차적으로 진행되기를 기다리기 보다는 5진법 수련 이후에는 체계적으로 대맥이나 임독맥 수련을 받는 것이 좋다.

　5진법 단계가 완성되어 여러 단계의 운기 과정을 거친 후 기우氣牛가 신우神牛로 바뀌는 과정에 대해서 잠시 비유를 들어 설명하겠다. 3진법 단계에서 정우가 기우로 환정還精이 되는 것은 타락한 소들이 금송아지를 낳는 것과 같다고 할 수 있다. 그런데 금송아지가 독맥을 타고 상단전에 들어가 대천문과 상단전이 열리면서 천부성의 빛을 받아 금선탈각金蟬脫殼하여 신인으로 변하는 과정이 바로 기우가 신우로 되는 과정이다. 이 소에 대한 비유는 신인합일이 되기 위해 임독맥을 돌리고 소주천을 하는 단계에서 우리 몸이 완전히 진기화되어 신공 대주천이 되는 과정을 묘사한 것이다. 나중에 그 단계에 이르러 이것의 참 뜻을 스스로 깨쳐 보길 바란다.

　수련을 하다 보면 신공 대주천이 무르익는 영지靈知의 단계에 이르기 전에 어떤 현상이 보일 수 있다. 이런 현상은 아직 저급한 기운이 상단전에 들어가더라도 상단전에 관계된 경혈들이 열리면서 일어날 수 있는데, 이때 들어간 기운은 신기 차원의 기운이 아니므로 그 정확도가 떨어질 뿐만 아니라 상도 뚜렷하지 않으며, 이를 억지로 계속 추구할 경우 몇 년 안으로 상단전이 망가지고 잘못된 기운을 함부로 돌린 후유증으로 몸도 다치게 된다.

　상단전의 세포를 활성화시키려면 아주 고급의 기운이 필요하다. 이런 기운을 만들기 위해서는 극진한 정성이 필요하다. 난초를 키우는 것과 잡초를 키우는 것이 다르듯 상단전 개발은 극진한 정성과 사랑을 통했을 때 비로소 그 빛을 발하게 된다.

맺음말

많은 사람들이 단학이라고 하면 흔히 단전호흡이나 기를 연상합니다. 물론 실제로 단학선원에서 이런 단전호흡을 가르치고 터득하는 수련을 하는 것은 사실입니다. 그러나 단전호흡과 기 감각의 터득은 실체에 이르기 위한 하나의 방편입니다. 단학의 진정한 목적은 모든 사람이 단학의 실체와 만남으로써 육체적, 정신적으로 건전하며 이 민족과 인류에 도움을 줄 수 있는 사람이 되도록 하는 데 있습니다.

인류는 우주 만물의 근본 자리로부터 수많은 외적, 내적 진화를 통해 탄생되었습니다. 외적인 육체 기능의 진화와 내적인 의식의 진화가 함께 맞물려 오늘의 인류가 등장하게 된 것입니다. 그런데 이런 진화가 반드시 저급에서 고급으로 이루어진 것은 아닙니다. 진화의 과정 중에는 고급에서 저급으로 가는 타락도 있었습니다.

성경에 묘사된 선악과를 따먹음으로써 생겨나는 분별심과 그로 인해 절대적 가치관에서 상대적 가치관으로의 변화나, 카인으로 하여금 친동생인 아벨을 죽이게 만든 질투심이 바로 그런 타락입니다. 오늘의 현실은 비록 외적으로는 물질문명을 통해 큰 발전을 이룬 것처럼 보이지만, 내적으로는 분별심과 질투심이 더욱 극대화된 분쟁과 투쟁의 현실입니다.

우리 민족은 과거 찬란한 정신문명과 고귀한 사상으로 가장 뛰어난 이상 국가를 세웠으나 47대 고열가 단제의 천화 이후, 하늘의 법을 잃고 탐욕과 어리석음에 빠져 분열과 타락으로 얼룩진 역사의 길을 걷게 되었습니다. 우리는 동족 간의 전쟁으로 넓은 강토를 한족에게 넘겨주었습니다. 영토뿐만 아닙니다. 본래 우리는 하늘의 자손이라는 민족적 자부심을 지녔으나 종주국의 위치를 서토족에게 빼앗겨 하늘에 지내는 제사인 천제마저 그들이 지칭하는 천자에게 빼앗겨 산신제를 지내게 되었습니다. 그러면서도 부끄러움을 모르고 스스로 '소중화小中華'라 칭하며 한족의 속국임을 자랑하였습니다.

그러한 얼이 빠진 역사 속에서 세계의 조류에 뒤처져 제국 열강의 침탈 끝에 우리 민족은 일제 통치의 수난을 겪게 되었고, 스스로의 해방이 아닌 외국 군대의 힘에 의한 독립과 그로 인한 미군정 통치, 6·25 전란과 같은 엄청난 비극을 겪게 되었습니다. 그 이후 많은 혼란을 겪으면서도 열심히 살고자 하는 노력으로 꾸준히 경제적 성장을 추진하여 오늘에 이르게 되었습니다.

오늘날 우리나라가 경제적으로는 어느 정도 살만한 수준에 도달한 것은 인정합니다. 그러나 정신적인 면에서는 오히려 이전보다도 더 타락하여 많은 문제를 드러내고 있습니다. 극단적인 사고와 불신하는 사회 풍조로 이전에는 보기 드문 범죄와 도덕적 타락이 나타나는 것이 그 증거입니다. 제정신이 없는 육체는 결국 병들 수밖에 없듯이 오늘 우리가 피땀 흘려 이루어 놓은 경제 현실도 바른 정신의 확립 없이는 모래

성처럼 쉽게 무너지고 말 것입니다. 이러한 현실에서는 그 무엇보다도 바른 정신을 회복하는 것이 시급합니다.

바른 정신 회복을 외치는 사람들은 많습니다. 그러나 현실에 맞는 구체적인 실천 방안은 제시하지 못하고 있습니다. 오늘 우리 민족은 입으로만 고칠 수 있는 가벼운 병에 걸려 있는 것이 아닙니다. 오랫동안 왜곡된 역사 속에서 정신이 중병에 걸렸습니다. 이러한 중병을 고치려면 중환자에게 미음부터 먹여서 약을 먹이듯이, 작은 개개인의 문제부터 풀어나가고 자신감을 불어 넣어주고 이를 바탕으로 사회와 국가를 움직여 나가는 것이 정도正道입니다. 단학은 수련을 통해 개개인의 건강에서부터 시작하여 바른 정신을 일깨우고, 그러한 사람들이 다시 모여 병든 사회와 국가를 치유하려는 학문입니다.

주화입마走火入魔에 빠져 환상과 착각에 사로잡힌 개인, 사회, 국가, 인류는 결국 멸망의 길을 피할 수 없습니다. 단학은 약이나 외부의 힘을 빌지 않고 스스로 노력함으로써 수련자가 자연 치유력을 극대화하고 자신감을 회복시킬 수 있는 수련입니다. 나아가서 기능화·부품화되어 스스로의 가치에 대한 의미를 상실한 개개인에게 인간완성(弘益人間)의 가치관을 세워주고 이를 이룰 수 있다는 신념을 불어 넣어 참삶의 의미를 깨닫게 해 줍니다. 우리는 이러한 자신감의 회복과 삶의 존재 가치에 대한 깨달음을 바탕으로 바른 정신을 회복하여 주화입마에 빠진 현실에서 벗어나야 합니다. 그러한 바른 정신을 바탕으로 개개인이 바른 생각과 행동으로 사회와 국가를 변화시켜 나갈 때 우리는 당면한 문제를 해결할 수 있을 것입니다. 이것이 단학이 말하는 홍익인간 이화세계요, 이상인간 한 세계의 실천입니다.

　이 책에 실린 구체적 수련법인 운기단법을 통해 여러분은 각자 스스로 원하는 바를 이루어 나갈 수 있을 것입니다. 건강을 원하는 분은 건강을, 깨달음을 원하는 분은 깨달음을 위한 기본 바탕을 이룰 수 있을 것입니다. 중단 없는 꾸준한 노력을 통해서 각자 원하는 바를 이루길 바랍니다. 단지 그 중 어떠한 것을 추구하더라도 참된 인간완성과 전체 완성의 기준을 세워 이를 바탕으로 원하는 바를 이루길 바랍니다. 남과 나를 나누려는 분별심이나 질투, 시기하는 마음으로 하는 수련은 궁극적으로 자신의 정신을 더욱 타락하게 하여 자신을 해치게 됩니다.

　운기단법은 여러분의 완성을 돕는 하나의 방편일 뿐입니다. 자신이 몇 진법 수련을 할 수 있다고 하여 자기의 수련 경지를 남에게 자랑하려는 마음, 남의 수련 경지를 질투하여 그것 때문에 그 경지에 오르려고 기를 쓰고 수련하려는 마음은 진정한 단학의 정신에서 멀어진 마음입니다. 각자 자기의 길을 걷는 것입니다. 비교하는 마음을 버리고 큰 뜻을 세워 수련을 하다 보면 누구나 각기 목적하는 바를 이룰 수 있을 것입니다.

　문자를 통해 단학의 실제를 제대로 표현하는 것에는 한계가 있습니다. 그러나 비록 그러한 한계가 있더라도 이 책은 여러분들이 단학이 무엇인가를 바로 이해하고, 나아가서 몸소 수련하고 실천하는 데 작으나마 도움이 될 수 있을 것입니다. 이 책이 여러분의 바른 수련을 위한 단학의 지침서가 되기를 바라며 글을 마칩니다.

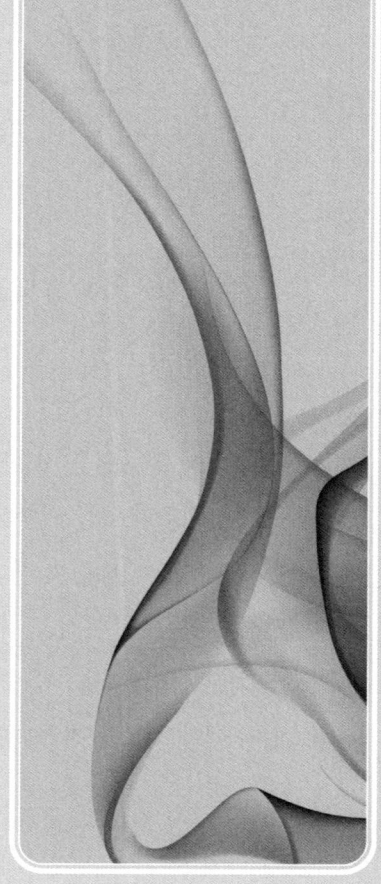

부록

운기단법
수련에 대한
질문과 답

1. 몸이 유연하여 도인체조 중 취하지 못하는 동작이 없는데 몸에 병이 있는 경우는 무엇 때문인가?

기계체조 선수처럼 몸이 매우 탄력 있고 부드럽다고 할지라도 충분히 몸에 병이 있을 수 있다. 몸이 유연하고 자세에 큰 이상이 없다고 할지라도 오장육부에 문제가 있거나 마음에 병이 있는 경우는 병의 원인이 척추나 관절 이상에 따른 관련 부위의 이상이 아니므로 그 치료법을 달리해야 한다.

항상 부족한 부분을 채우고, 쓰지 않는 근육을 써 주는 것이 균형을 이루는 방법이다. 농촌이나 공사장에서 거친 육체노동을 한 사람과 매일 사무실 책상에 앉아서 씨름하는 정신노동자가 똑같은 운동을 한다고 똑같은 효과를 볼 수는 없다.

앞의 경우는 평소 근육을 너무 많이 썼으므로 운동보다는 차라리 목욕이나 한증을 통해 땀을 쭉 빼는 것이 바람직하며, 뒤의 경우에는 그야말로 운동이 부족하므로 운동을 해야 한다. 다만 운동이 부족했던 사람이 처음부터 갑자기 격렬한 운동을 하는 것은 무리이므로 도인체조도 쉬운 것부터 시작하는 것이 좋다. 운동 부족인 경우는 도인체조만 조금 해주더라도 건강에 큰 도움이 된다.

도인체조는 모든 동작이 어느 정도 유연하게 될 때까지 해주는 것이 좋다. 보통 동작을 취하여 땀이 조금 나고 몸에 열이 나는 정도면 기본은 되었다고 볼 수 있다. 또한 평소에 잘 쓰지 않는 근육을 많이 써야 새로운 자극을 받아 수련도 잘 된다. 실제로 앞에서 수련을 지도하는 지도자들의 경우 도인체조를 너무 많이 하여 일반 회원에 비해 도인체조의 효과가 적다. 자기가 평소에 자주 하지 않는 동작과 잘 안 되는 동작을 무리하지 않는 선에서 늘려나가는 것이 보다 효과적인 방법이다.

참고로 단학선원에서 하는 기초적인 수련을 그 성격에 따라 분류하면 도인체조는 양적陽的이면서도 부드러운 운동에 속하고 단전호흡은 음陰에 가까운 수련이며 명상은 아주 음적인 수련이라고 할 수 있다. 각기 목적과 쓰임이 조금씩 다르며, 자신이 어떠한 수련이 부족한가에 따라서 남는 것은 덜어내고 부족한 것은 채우는 원리에 따라 중점을 두는 수련이 각자 조금씩 달라질 수 있다.

2. 초보자의 경우, 운기단법을 완성하는데 시간이 얼마나 걸리는가?

같은 날 단학선원에 등록하더라도 하루에 두 번 나오는 사람이 있고, 이틀에 한 번 나오는 사람이 있으며, 일주일에 한 번 나오는 사람이 있다. 같은 날 등록했다고 할지라도 사람에 따라 수련의 진전은 제각기 다를 수밖에 없다. 또한 같은 선원, 같은 시간에 비슷하게 나오더라도 수련 시간에 얼마나 진지하게 하는가, 평소의 생활을 어떤 식으로 하는가에 따라 수련의 진전은 차이가 있다.

일반적으로 정상인이 제대로 선원에서 호흡 수련을 쉬지 않고 한다고 가정하면 단전호흡과 지감수련에 약 3개월, 운기단법에 약 3개월 정도의 시간이 걸린다.

3. 개혈수련을 받지 않고 대맥 유통 운기수련을 먼저 받았다. 이러한 경우는 책에서 말하는 과정이 아님에도 불구하고 대맥이 돌아간다. 이때 대맥을 돌리는 효과는 어떠한가?

개혈수련을 받지 않고 대맥을 돌려도 정기 수준의 기운은 돌아갈 수 있다. 하지만 이러한 방법은 개혈을 받고 대맥을 돌리는 것보다 훨씬 수련의 진전이 느리다. 건강에는 어느 정도 보탬이 될 수 있어도 마음 수련과는 거리가 멀다고 할 수 있다. 물론 오랜 수련을 통해 스스로 개혈이 된 경우에는 어느 정도 수련이 급속히 진행되지만, 경우에 따라서는 자신의 기운만을 느끼는 관념적인 개혈을 진정한 개혈로 잘못 이해하는 경우도 있다. 그러므로 보다 확실히 개혈이 되었는지에 대한 점검이 필요하다. 그리고 개혈이 어느 정도 되었더라도 완전한 개혈을 위해 개혈수련을 받는 것이 수련에 도움이 된다.

회원들 중에는 대맥 유통 운기수련을 먼저 받은 후에 개혈수련을 받은 경우도 있다. 이러한 경우에는 개혈수련 이후에 대맥에서 느끼는 기적 느낌이 전과는 다르다. 이는 개혈수련을 통해 혈성血性이 살아나면서 나타나는 현상이다.

4. 명상을 하는 도중 저절로 대맥이 돌고 임독맥이 돌았다. 이러한 경우 저절로 돌았으니까 무심으로 운기한 것이고 무심으로 운기가 되었으니 더 이상 그 단계의 수련을 하지 않아도 되는가?

대맥 유통이나 임독맥 유통 등의 운기수련은 운기가 되는가 안 되는가 하는 것보다는 운기의 과정을 통해 실제로 자기 자신의 몸과 마음을 얼마나 변화시키는가에 보다 큰 의미가 있다. 어쩌다 한 번 기운이 돈 것은 돈 것이고, 실제 자기 자신의 변화는 꾸준한 수련을 통해서만이 가능하다.

영어 단어를 외는데 한번 쭉 훑어보는 것과 여러 번 반복하여 훑어보는 것과 읽기, 쓰기, 보기 등의 모든 방법을 동원하여 외는 것은 그 단어를 자기 것으로 만드는 데 큰 차이가 있다. 또한 한 달 동안 외었느냐 하루 만에 외었느냐 하는 것도 시간이 경과한 후에 그 결과가 다르게 나타난다.

방을 청소할 때 걸레와 빗자루는 직접 청소를 하는 도구로 그 의의가 있는 것이다. 걸레질을 한 번 해보고, 혹은 비질을 몇 번 해보고 나는 걸레질, 비질을 다 할 수 있으니 청소 안 해도 된다고 맘대로 생각하고 팔짱끼고 앉아 있어봐야 방의 먼지는 사라지지 않는다. 운기 수련도 이와 같다. 대맥이 돌아간다 안 돌아간다도 중요하지만 얼마만큼 오랫동안 돌려서 이를 살리고 기운과 마음을 정화시키느냐가 더욱 중요하다. 참고로 하단전의 내단을 완성하려면 1000일이 소요된다.

또한 무심無心으로 운기가 되는지의 여부는 혼자 함부로 판단할 것은 아니다. 수련이라는 것은 첩첩산중과도 같다. 당장에 겪고 있는 과정이 대단한 경지로 착각할 수도 있지만 보다 앞으로 나가게 되면 또 다른 봉우리가 있음을 발견하게 될 것이다. 무심은 인간 의식 중 최고의 경지이다.

명상 도중 깊은 경지에 이르면 마치 뇌사한 상태에 이른 것처럼 호흡이 멈춰지고 뇌파도 멈춰지며 심장의 박동이 미미해진다. 이러한 단계는 단전호흡이 체식호흡(피부호흡)으로 발전하여 족심식의 경지에 이르렀을 때 비로소 가능해지는 것이다.

5. 개혈수련을 받고 나면 혈이 열리므로 운기단법을 하지 않더라도 계속 수련을 해나가는 데 별 상관이 없다고 생각한다. 개혈을 받은 사람도 꼭 운기단법을 거쳐야 하는가?

개혈수련은 온몸을 진기로 감쌀 수 있도록 온몸의 감각, 365혈의 혈성을 살리는 것이다. 이는 실제로 온몸을 진기체화하는 것과는 큰 차이가 있다. 운기단법을 통해 몸의 막힌 곳을 뚫어 주고 내단을 형성하여 기운을 계속적으로 돌려야 실제로 몸의 기운이 정화된다. 그리고 이렇게 정화된 기운을 온몸에 고루 돌림으로써 비로소 우리 몸이 진기체가 된다.

임맥이 잘 막히는 경우에는 운기단법의 일진법, 이진법이 매우 효과적이다. 일진법과 이진법은 막힌 임맥을 지압이 아닌 운기를 통해 보다 근본적으로 뚫어줄 수 있다. 또한 운기단법 호흡의 대원칙인 들이쉴 때 기운이 양맥을 타고 오르고, 내쉴 때 기운이 음맥을 타고 내려가는 것은 운기심공이나 대맥 수련 등에도 응용이 가능하다. 운기단법은 그 자체만으로 훌륭한 가치를 갖고 있으며 응용 범위 또한 다양하므로 이 수련을 하는 것은 나중에 여러 수련을 하는 데에도 큰 도움이 될 것이다.

6. **안중근 의사도 결국 암살이라는 상대방을 해치는 행위를 하였다. 그렇다면 이렇게 남을 해치는 행위를 하는 모든 사람은 결국 입마에 빠진 인물들인가?**

안중근 의사의 이토 히로부미 암살은 거룩한 살신성인의 행위이지 입마에 빠진 저주의 행위와는 차원이 다르다. 진정으로 입마에 빠진 인물들은 자신의 사리사욕을 위해 일을 도모한다. 또한 그들에게는 진정한 용기가 없다. 대부분 입마에 빠진 인물들은 자신을 희생하여 뜻을 이루고자 하지 않는다. 그리고 그들의 최후는 자살을 하거나 도피 행위를 하다 끝내는 죽임을 당하는 것으로 나타난다. 수많은 유태인을 학살한 히틀러도 결국 권총 자살을 하였다.

안중근 의사의 행동은 아무 대가 없이 스스로 죽음에 뛰어든 거룩한 희생정신의 발로이며, 누구의 선동에 의한 죽음도 아닌 스스로의 선택에 의한 용기 있는 결정이었다. 이 충무공의 경우도 백의종군을 하면서까지 민족을 위해 헌신하였다. 또한 총탄이 휘날리는 갑판에서 직접 지휘를 하다가 적의 유탄에 목숨을 잃을 정도로 그는 부하에게 스스로 모범을 보이는 용기 있는 분이었다.

주화입마에 빠진 인물들의 능력은 저주와 한을 통해, 시기심과 질투를 통해 살육과 투쟁의 행위를 통해 점점 강해진다. 반면 성자와 의인義人의 능력은 사랑과 자비의 마음을 통해, 자기희생과 화합의 행동을 통해 성장한다. 저주와 질투에서 오는 능력들은 결국 참다운 선의 능력 앞에 무릎 꿇게 되어 있다. 그러나 때로는 중과부적 衆寡不敵으로 표면적으로는 악의 능력에 무릎을 꿇기도 한다. 그러나 예수의 죽음에서처럼 궁극적으로는 반드시 악이 선 앞에 무릎 꿇게 되어 있다. 예수의 죽음은 십자가에 못 박은 자의 승리가 아닌 십자가에 못 박힌 그리스도의 정신이 승리한 것이다.

7. 최면술이나 산중 기도를 할 때 나타나는 현상과 단학 수련에서의 차이점은 무엇인가?

최면술에서 나타나는 현상이나 산중에서 기도를 할 때에 일어나는 여러 가지 현상은 모두 기적인 현상으로, 이때 가장 중요한 것은 수련하는 사람의 마음가짐과 철학이다. 단학의 원리는 이런 마음가짐과 기준을 세워준다. 일정 단계에 이르러 이런 기적 현상이 무엇인지 알게 되면 그때엔 최면술이 무엇이고, 종교가 무엇이고, 산에서 기도하는 것이 무엇이고, 요가가 무엇인지 다 알게 된다.

그러나 중요한 것은 기의 터득보다는 활용으로 이런 기 활용법은 무궁무진하다. 작게는 건강에서부터 크게는 영생을 위해서까지 활용할 수 있다. 기를 얼마만큼 잘 활용하느냐에 따라 그 사람의 발전과 수준이 결정된다고 해도 과언이 아니다. 잘못된 방향으로 활용할 때는 오히려 하지 않는 것만도 못한 결과를 빚을 수도 있다.

중요한 것은 단학이니 최면술이니 요가니 기공이니 하면서 비교만 하는 것이 아니라 직접 기를 터득하고 활용하는 것이다. 이것을 분석하고 비교해 보려고 하는 것은 전문가가 연구를 하는 경우가 아니면 일반인에게는 시간 낭비에 불과하다. 실질적으로 무엇인가 자신의 생활에 도움이 되고 발전이 되면 그것으로 충분하다.

8. 임독맥 유통 운기 수련과 운기단법의 임독맥 유통과의 차이점은 무엇인가?

운기단법의 5진법 상태도 임독맥을 따라 기운이 돈다. 그러나 단학의 임독맥 운기는 호흡이 거의 멈춰진 고도의 집중 상태에서 비로소 가능하다. 특히 이 단계에서는 앞서 누차에 걸쳐 강조했듯이 기운이 돌아가는 것 보다는 그 과정을 통해 마음공부가 되는 것에 그 의미가 있다. 마음공부를 하고 심파를 바르게 쓰기 위한 기 공부가 임독맥 유통 운기 수련이다.

9. 운기단법의 질병 퇴치 원리는 어떠한 것인가?

진기가 신체에 공급되는 것에 대해서는 이미 앞서 여러 가지 이야기를 하였다. 특히 이 중 가장 밀접한 관계를 가지는 것 중의 하나는 경락, 경혈이 살아나는 것이다. 대부분의 병은 경락, 경혈이 막혀 제 기능을 발휘하지 못하는 데에서 발생한다. 운기단법을 통해 막힌 경락과 경혈을 뚫어 주고 활성화시키면 자연히 이와 관계된 병이 해소될 수밖에 없다. 한의학에서는 침을 놓고 뜸을 뜨는 것은 이런 경혈, 경락의 건강과의 관계를 이용한 것이다. 침과 뜸은 외부의 자극에 의한 것이지만 진기의 유통은 자신의 내부 기운을 자신이 직접 돌려서 경혈을 살려주게 되어 보다 근본적인 치유가 가능한 것이다.

몇 가지 질병을 고친 예를 들어보면, 축농증 같은 경우는 5진법 단계에서 해결이 된다. 진기가 코를 지나면서 마구 고름이 나오고 심하면 피고름까지 쏟아지는데 시간이 경과하면 차츰 진정되면서 마침내 병이 낫게 된다. 이를 잘못된 것으로 알고 중단할 경우에는 병을 고치지 못하지만 용기를 가지고 계속 하면 질병이 치유된다.

디스크 환자의 경우에는 독맥이 뚫리면서(4진법 단계) 디스크가 낫게 되는 것이다. 이는 눌려서 막혀 있던 혈이 뚫리고 풀리면서 치유되는 현상이다.

암의 경우는 고차원의 진기가 필요하다. 암세포라는 것은 정기신의 균형이 깨어진 세포를 말한다. 이렇게 파괴된 세포는 기의 공급을 통해 회복하고 고쳐낼 수 있다. 단지 암의 경우 정신적인 원인에서 오는 예가 대부분이므로 신기 차원의 진기가 필요하다. 이런 기운은 천지기운으로부터 직접 연결되었을 때 주어진다. 그러므로 천지마음과 통하고 아주 간절한 정성이 필요하다.

10. 기운이 변화하는 과정을 소(精牛, 氣牛, 神牛)에 비유하는 이유는 어디에 있는가? 흔히 '진흙소가 바다로 간다'는 표현이나 '십우도'에서와 같이 선도에서도 소 이야기를 많이 하는 까닭은 무엇인가?

소라는 것은 대개 선한 동물을 뜻한다. 선도에서는 본래의 마음인 본성을 표현할 때 흔히 소에 비유한다. 소와 송아지가 서로 부르는 울음소리는 "음메"인데 이 소리는 마치 우주의 심파와 같으며 신이 인간을 부르는 소리, 하늘이 인간을 부르는 소리와 같이 매우 간절한 소리이다. 옛 사람 중에는 이렇게 소가 들녘에서 우는 소리를 듣고도 깨우친 사람이 있었다.

단학을 보급하는 마음은 어미 소가 새끼 소를 찾는 것 같은 간절한 마음으로 해야 한다. 이런 간절함은 단군 할아버지가 민족정신을 잃고 방황하는 우리 민족에게 정신을 되찾으라고 간절히 우리를 부르시는 것과도 같다.

개개인의 구도심은 새끼 소가 어미 소를 부르는 간절함과도 같다. 구도심이란, 근원이 되는 본성의 자리로 돌아가고자 하는 하나의 본능이다. 정성 어린 수행과 살림살이, 공적 사업의 공부를 통해 반드시 어미 소와 새끼 소의 만남인 완성을 이루길 바란다.

11. 타종교의 경우, 기적을 행하는 성자들은 어떻게 단학 수련의 과정도 거치지 않고서 그런 깨달음과 능력을 얻게 된 것인가?

대개 타종교의 성자들은 이것을 배운 적이 없고 가르친 사람도 없다. 그 동안의 성자들은 그저 처절한 구도와 간곡한 심정 속에서 하늘의 심정과 연결이 되어, 어떻게 되는지도 모르면서 순식간에 몸이 변하고 상단전이 열렸다. 그렇기 때문에 심정만으로 터득한 것인지, 자신이 어떤 과정을 통해 이렇게 되었는지 그 단계적인 구체적 방법은 모른다. 그래서 그분들은 깨달음의 소리는 쉽게 전해주었지만 깨달을 수 있는 구체적인 방법을 제시해주지는 못했다. 그저 무조건 믿고 심정이 연결되어야 하는 그런 식의 공부였기 때문에 어쩌다가 한 시대에 겨우 몇 명씩 깨달은 이가 나왔던 것이다.

단학은 보통 사람들도 믿음을 얻고 의식을 개혁하여 나아가서는 깨달음을 얻는 방향으로 이끌어 나가는, 깨달은 사람을 대량으로 생산하는 방법이라고 할 수 있다. 수련이 깊어질수록 마음이 공부의 핵심이 된다. 세상에는 건강을 원하는 사람과 초능력을 원하는 사람이 각기 깨달음을 원하는 사람이 각기 따로 있듯이 단학수련은 이들이 원하는 것을 다양한 방법을 통해서 보다 많이 충족시켜 줄 수 있다.

많은 사람들이 건강과 초능력, 깨달음을 얻어 조화를 이루어 나가는 과정에서 사회, 국가, 인류의 의식이 바뀌어 나가면 보다 많은 사람이 깨달음을 얻을 수 있는 분위기가 될 것이다. 그런 분위기는 또다시 보다 많은 사람이 건강과 초능력, 깨달음을 얻는 바탕이 될 것이다. 이는 옛날과 다르게 문화 운동을 통하여 전체와 개체가 반복적으로 상호 작용함으로써 보다 많은 사람이 깨달음을 얻게 하는 방법이다.

12. 이미 잘못된 호흡을 통해 몸을 망치고 상단전을 망친 사람도 운기단법을 통해 회복이 가능한가?

이런 경우에는 비록 초보자보다 더 오랜 시간이 걸리지만 결국 마음을 고쳐먹고 바른 마음으로 열심히 수련하면 100% 고칠 수 있다.

그러나 마음이 잘못되었거나 잘못된 마음을 고치려고 하지 않는 사람은 해봐야 소용이 없다. 마음이 바르기 전에는 정화된 기운이 나올 수 없고, 정화되지 않은 구정물에 걸레를 빨아 봐야 걸레가 깨끗해질 수는 없는 것이다.

13. 심안心眼과 영안靈眼은 무엇이며 그 관계는 어떠한 것인가?

이 책에서 누차에 걸쳐 이야기하였듯이 진정한 마음은 너와 나도 없고, 종교도 사상도 없다. 그런데 이런 마음(心)의 차원, 도道의 차원보다 아래에 있는 것이 신神의 차원이며 여기에서 분별이 생겨 수많은 신들이 서로 다투고 싸우는 것이다. 사상의 다툼이나 종교의 분쟁을 하는 것은 모두 이런 신 차원의 싸움이다.

영안靈眼이라고 하는 것은 영적인 세계를 보는 눈을 이야기 하는 것인데, 이런 영적인 세계도 그 차원이 매우 다양하다. 고급령, 저급령이 있고, 또 수많은 영계가 있다. 이런 것은 천지마음의 눈으로 모두 바라볼 수 있는데, 이 천지마음의 눈이 바로 심안이다.

보이는 것을 보는 육안이 있고, 보이지 않는 것을 보는 영안이 있으며, 이것을 모두 포괄하는 심안은 보다 차원 높은 눈이다. 심안의 세계에서는 육안이나 영안의 차원과는 달리 모든 것에 분별과 나눔이 없다. 이것이 바로 무극無極, 근본 자리에서 보는 눈이다.

14. 수련을 잘하기 위해서는 음식량을 줄이고 채식을 하며 잠을 줄여야 하는가?

식욕이 늘었다고 억지로 음식을 참아가며 수련을 할 필요는 없다. 음식량의 조절은 수련과 더불어 저절로 된다. 나중에 운기단법을 마치고 축기가 완성되어 기장 단계에 들어가게 되면 자연스럽게 음식량도 줄고 음식도 가리게 된다. 그 이전의 단계에서 억지로 가려 먹고 식사량을 줄이는 것은 자신의 몸을 학대하는 것에 불과하다.

수련이 잘 되려면 잠을 줄여야 한다며 억지로 잠을 줄이는 사람들도 있다. 잠이 줄어드는 것은 우리 몸이 진기체가 되면 폐경이 열리는 인시에 저절로 깨어나게 되는 현상이다. 이는 그 수준이 되었을 때 저절로 되는 현상으로 2진법 단계에서는 아직 이르며, 억지로 추구하면 오히려 졸음이 와 수련 집중력이 떨어진다. 분수에 맞게 자연스럽고 여유 있게 하는 것이 수련의 지름길이다.

15. 운기단법 수련 중 마음이 차분히 가라앉고 잡념이 일지 않으나 몇 진법을 해야 한다고 특별히 호흡에 신경을 쓰려고 하면 오히려 방해가 되고 잡념이 일 때에는 어떻게 하는 것이 좋겠는가?

뇌파가 상당히 가라앉았을 때 이런 현상이 나타날 수 있다. 이런 때에는 특별히 몇 진법을 해야겠다는 생각을 버리고 바로 명상에 들어가는 것이 좋다.

명상 상태에서 무아지경에 이르러 몸을 관觀하게 되면 특별히 몇 진법이라는 것에 집착하지 않아도 저절로 몸에 진기가 발생하고 운기가 되며 몸과 마음에 변화가 온다. 또한 이런 무아지경의 상태에서는 일반적인 시각에 대한 개념이 깨지므로 수련을 하면서도 시간이 얼마나 지났는지 전혀 모르게 된다. 그러나 웬만한 초보자에게는 어울리지 않는 수련법이다. 초보자가 이 정도의 수련만으로 명상 상태에 들어가는 것은 오히려 어렵다. 그렇기 때문에 먼저 기본적인 축기와 운기수련을 하는 것이다.

운기단법

초판 1쇄 발행 1990년(단기 4323년) 4월 10일
4판 8쇄 발행 2023년(단기 4356년) 11월 1일

지은이 · 이승헌
펴낸이 · 심남숙
펴낸곳 · (주)한문화멀티미디어
등록 · 1990. 11. 28. 제 21-209호
주소 · 서울시 광진구 능동로 43길 3-5 동인빌딩 3층 (04915)
전화 · 영업부 2016-3500 편집부 2016-3532
http://www.hanmunhwa.com

운영이사 · 이미향 | 편집 · 강정화 최연실 | 기획 홍보 · 진정근
디자인 제작 · 이정희 | 경영 · 강윤정 조동희 | 회계 · 김옥희 | 영업 · 이광우

만든 사람들
책임편집 · 최연실 | 디자인 · 인수정 | 그림 · 이부영

ⓒ이승헌, 1990
ISBN 978-89-5699-065-1 03510

잘못된 책은 본사나 서점에서 바꾸어 드립니다.
저자와의 협의에 따라 인지를 생략합니다.
본사의 허락 없이 임의로 내용의 일부를 인용하거나 전재, 복사하는 행위를 금합니다.